養生一定要養肝

北京著名中醫養生專家　薛永東編著

前言——肝是身體健康的「將軍」，平定「疾病內亂」離不開它

中國著名中醫內科專家
清宮御醫五代傳人
原中國中醫研究院主任醫師
現任北京中醫藥研究院主任醫師
薛永东

古人給每個臟腑都封了官，其中肝為將軍之官，對此《黃帝內經·素問·靈蘭秘典論》中說：「肝者，將軍之官，謀慮出焉。」意思就是說，肝是人體中叱吒風雲的大將軍，有謀略、有韜晦。我們都知道將軍是指揮千軍萬馬、平定戰亂、維護一方平

安的官員。將軍在，國家得安；反之，則國家將會面臨諸多劫難。可以說一個國家能長治久安，將軍是功不可沒的。

中醫認為肝的主要生理功能包括兩個方面，一是調暢氣血，二是調暢情志。其中任何一個生理功能出現問題，都會擾亂肝對身體的防禦能力，導致免疫力降低，出現身心不適症，嚴重的話還會患上疾病。

中醫五行理論認為肝屬木。木，也就是樹木，能突顯自然界的生機和活力。正是因為木之存在，每每到了春天，才會到處呈現出一片欣欣向榮之象。樹木在溫暖陽光的沐浴下，盡情地伸展著身體，無拘無束地向大自然敞開自己的懷抱。五行理論之所以將肝歸屬於木，是因為五臟中的肝和木一樣也具有上述特性。當然，這並不是說肝也需要伸展、需要生長，而是指肝能舒張一身氣機，也就是肝具有主疏泄之功。一身之氣在肝主疏泄和肺主宣發肅降的作用下，攜著血、津液，到達全身各處。

如果肝功能失常，肝氣鬱結，氣血的運行就會受到影響，導致氣滯血瘀進而出現一些疾病，諸如冠心病、高血壓、腦中風等。肝疏泄失常除了會波及身體健康，還會影響人的情緒，導致人急躁易怒、心中煩悶。

可見，若想身心健康，就有必要對肝進行悉心呵護，使肝主疏泄的生理功能正常。肝主疏泄的生理功能正常，一身之氣正常升發，血、津液隨之而動，身體中的氣血陰陽呈現出一派和諧之態勢，自然健康不愁。

基於以上原因，我們就要時時刻刻打好養肝護肝保衛戰，讓身體中的這位大將軍無後顧之憂，能一心一意平定「疾病內亂」，永保身體安康。

當然，若想要把肝養好，使它充分發揮作用，保衛我們身體的健康，僅僅維持肝主疏泄的生理功能正常還是不夠的，還應使肝能好好地調暢情志。

中醫認為肝主怒，也就是怒這種情志和肝的關係最大。倘若肝的生理功能狀況異常，諸如肝鬱不舒、肝中氣血虧虛的話，患者就容易動怒。同時，倘若在日常生活中總是因為一些瑣事而怒氣縈懷的話，肝也會受到損傷。怒氣不除，肝氣也就鬱住了，這和肝主疏泄的生理功能是相互違背的。因此應該呵護肝，以使其能有充沛的精力平定「疾病內亂」，還應保持氣血充盈，情緒平和。

肝氣血充盈、氣機舒暢對肝來講必將受益無窮。肝得到氣血的充分滋養，除了主疏泄、調暢情志的生理功能正常外，還有助於增強肝解毒的功能。

中醫認為肝是人體內最大的解毒器官，體內產生的毒物、廢物、濕熱毒氣等都需要肝進行解毒。一旦肝的解毒能力下降，人體中的毒素就會長久不去，滯留在身體當中使人致病，諸如肝炎、肝癌等。

從上面的分析中我們可以看出，肝這位大將軍在維護身體健康中功不可沒。因此我們一定要呵護好它，不讓它受一點委屈，助它平定「疾病內亂」一臂之力。如何助肝一臂之力呢？下面我給大家提幾點建議。

第一，要瞭解你的身體狀況。

和其他臟腑一樣，一旦肝的生理功能異常，也會有一定的症狀表現。諸如眼睛乾澀疼痛、頭昏腦脹、胸悶不舒、疲勞乏力、食慾缺乏、煩躁易怒等。一旦出現上述身心不適症，就不能大意。建議大家及時進行相關檢查，以防病情加重。倘若因為客觀原因不能進行檢查的話，建議大家多食用綠色和紅色食材，這樣有助於改善上述不適症。

第二，肝鬱不舒時不要亂服藥。

有的人出現身心不適症後，往往會自行購買相關藥物。他們認為一些無關痛癢的小病吃點藥就解決問題了，但這裡我要告訴大家「是藥三分毒」。這些毒素又要通過肝進行排解，這無疑就加重了肝的負擔，時間長了自然會損傷肝。可見，上述做法不但對改善身心不適症無益，反倒有害。因此建議大家一旦出現了身心不適症，最好去看看醫生，在醫生診療後再服藥，這樣才能取得好的療效。

第三，運用飲食、運動及其他物理療法精心呵護你的肝。

對一些人來講，身體出現不適了就去看醫生可能也是不現實的，那麼在這種情況下該怎麼辦呢？我建議大家透過食療、運動、按摩、拔罐等進行居家調理。中醫認為食物中的五色和五味均入不同的臟腑，其中青色和酸味食材入肝，所以在飲食中不妨增加上述兩種食材的攝入量。對於如何攝入青色和酸味食材，本書進行了詳細介紹，大家一看就懂。至於如何透過運動及其他物理療法養肝護肝，此書中也給出了一些切實可行的方法，希望能幫助到大家。

雖然養肝護肝任重而道遠，但是，只要我們每天不遺餘力，每天都能重視自己的身心健康，相信在我們的精心呵護下，肝必定好，身體必定健康。

目次

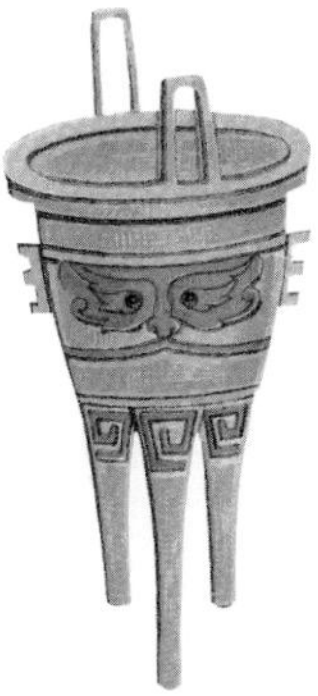

第三章 肝好心情好，養肝是幸福人生的大計 103

第四章 肝是美麗之基，女人養顏須養肝

第五章　肝腎同源，男人養腎也要養肝 219

第一章

肝與全身健康息息相關，養生一定要先養肝

肝是管理人體氣、血、水流通的「中央銀行」

肝好心情才能舒暢，氣血才能充盈，水液代謝才會正常，身體才能健康。這是因為肝具有疏泄、藏血的功能，此外，還有助於三焦水道通暢。因此應重視養肝護肝。

清代有一位非常有名的老中醫叫魏玉璜，臨床經驗非常豐富，在乾隆年間曾編撰《續名醫類案》，為後人所稱道。這位臨床經驗非常豐富的醫家，借鑑前人診病經驗，加上自己多年的臨床診病實踐，提出了「肝為萬病之賊」的理論。他認為肝是引發多種疾病的原因所在，因此有病先調肝疏肝往往會有神奇的效果。

後來，清代另外一位也是頗有名望的醫學大家也提出了相似的理論，他認為「凡病無不起於鬱者」，不管是外感、內傷諸病都與「鬱」相聯繫，所以疾病的發生與肝的關係最密切，諸病也需要從肝論治。

當然，不僅僅是清代的醫家認識到肝對於防治疾病的重要性，其實早在元代人們就已經認識到了這一點。元代有一個叫朱丹溪的醫學家，他就曾提出「治病需要破鬱」的理論。所謂的「鬱」，自然指的就是肝鬱。那麼，肝究竟有何重要作用，為何值得古今醫家如此煞費苦心進行研究呢？這實際上源於肝藏血、主疏泄、通水道的生理功能。

肝主藏血。可以說肝就是我們身體當中的血庫，這個血庫是有閘門的。當我們活動的時候，肝血向外布散；當我們上床休息的時候，血就會回歸到肝中進行貯存。肝中的藏血一部分用於滋養其他臟腑，一部分則用於維持自身的生理功能。

當人活動時，肝就將自身所藏的血輸送到周身各處，以維持生命和臟腑器官的各項生理活動。可以說，氣血就是身體中的千軍萬馬，蓄勢待發，隨時供肝派遣。氣血充盈，各個臟腑器官得以充分滋養、溫煦，上下團結一致，就可以有效抵禦邪氣的干擾，保衛機體，捍衛健康。

肝中藏血除用於維持其他臟腑的功能活動外，也會用於養肝、護肝，維持肝正常的各項生理功能。肝藏血的功能正常，目才能視，足才能行，掌才能握。這是因為根據中醫理論，肝主目、肝主筋。眼睛、筋等均需要肝血的滋養，若是肝中藏血不足，自然這一系列和肝息息相關的生理功能就會受到不同程度影響，患者會出現眩暈眼花、視力減退、視物不清、身體乏力、手足麻木等症，嚴重的話還會患上中風。對於女性來講，若是肝血虧虛，還會出現月經不調、閉經甚至不孕。

從上面的分析中，我們可以得出肝血不能虛的結論。一旦肝血虛了，肝的各項生理功能會受到影響不說，還會波及其他臟腑，嚴重危及身體健康。

下面我們來接著瞭解一下肝主氣機。

俗話說「人活一口氣」，這裡的「氣」一般來講有兩層意思，一個是志氣、志向，另一個就是運行在我們身體當中、維持臟腑功能活動的實實在在的氣。一身之氣透過升降運動維持臟腑活動。

氣的升降活動需要多種臟腑器官的參與，這其中就包括肝，也就是說肝具有主疏泄的功能。五行中肝屬木，木具有向上及其向四周伸展之性，不喜歡受到抑制。肝也具有這個特性，具體就表現在對氣的疏泄上。肝氣疏泄正常，則血隨氣而行，氣血就不會瘀滯；肝疏泄正常，可調節氣的升降出入之間的平衡，因此可促進脾氣上升、胃氣下降，有利於脾胃健康；肝氣疏泄正常，則有利於情緒的舒暢。此外，還有利於水濕排出體外。可見，肝主疏泄關乎血的通暢，關乎情緒的平和，關乎水濕的去留。因此，保持肝正常疏泄是非常有必要的。

當然，這裡大家還應瞭解到這樣一點，保持肝正常疏泄並不僅僅指的是肝可以正常舒暢氣機，還包括肝不能疏泄太過。若是肝疏泄太過的話，過於旺盛的肝氣就會化火，這也是不利於肝的健康的。

下面再來瞭解一下肝對周身水液代謝的作用。

氣具有溫煦、推動作用，因此氣可行水攝津，推動水液運行。因為肝具有主疏泄的功能，可影響一身之氣的布散，所以，肝的疏泄失職、氣機失調，還會使水液的輸布排泄出現障礙，導致水濕停留於人體某些部位。水濕停留過多就成了「飲」。「飲」累積過多，在熱邪的作用下就會進一步變得黏稠，於是就成了痰。痰進一步發展，就成了有形的物質，諸如身體裡面的硬疙瘩就是痰在熱邪的作用下，進一步惡化轉變成的痰核，西醫裡面將其稱為脂肪瘤。脂肪瘤惡化，就成了癌，可危及生命。

去年，我曾經診治過一位姓姜的先生。他自述痰比較多，經常吐，可是總也吐不完，彷彿肚子裡面已經被痰佔據了一樣。這不僅影響到了他的身心健康，也為日常生活帶來了諸多不便。我診斷為肝失疏泄，於是為他開了一些疏肝理氣的藥物，吃了兩個多月就有了效果。可見，對於肝失疏泄導致的問題，還需要從養肝、舒肝著手。

到此為止，我已將肝的主要生理功能介紹給了大家。對於肝的主要生理功能，我們可以歸為三點，即主藏血、主疏泄、促進水液代謝。不管是哪一個生理功能，都關乎氣血的充盈、通暢，關乎周身的健康狀況，關乎生命品質的高低、壽命的長短。因此我們應呵護好肝，以益壽延年。下面我介紹兩個呵護肝的方法，一個是經常吃點枸杞，另一個是經常揉腹。

經常吃枸杞

枸杞子十克，冰糖五十克，水發銀耳一百克，桂花適量。銀耳洗淨，撕小塊；枸杞洗淨。將準備好的枸杞子、銀耳一併放到沙鍋中，加入適量的清水，熬煮半個小時左右。然後，加入冰糖熬化，撇去浮沫，撒入桂花即成。

經常揉腹

揉腹是疏肝解鬱的主要方法之一。可先將雙手搓熱，右手在下，左手在上，將勞宮穴對準神闕穴，順時針按揉即可。每次按揉三至五分鐘。按揉不可過於用力，以防傷及臟腑器官。

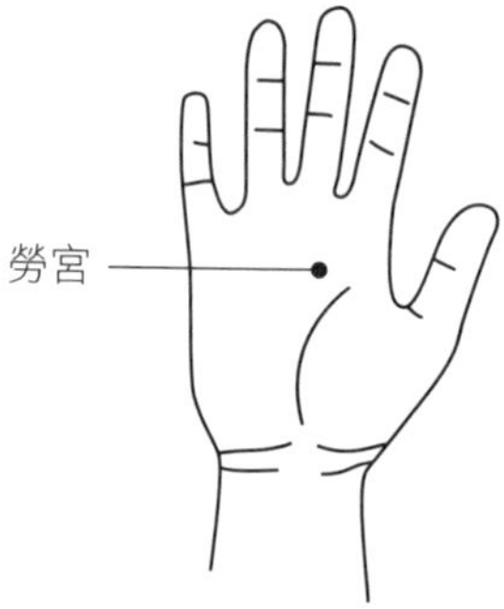

勞宮穴

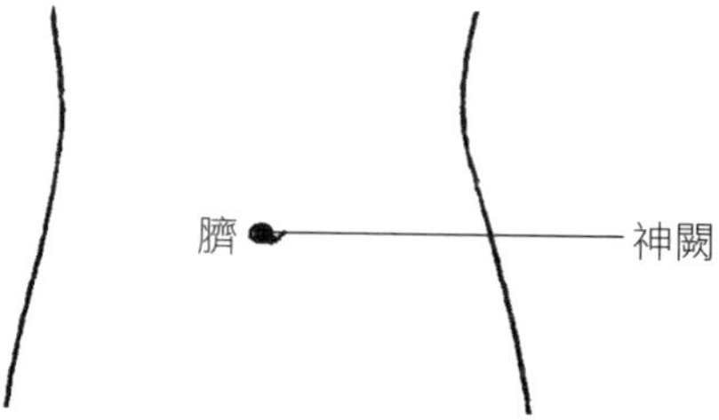

神闕穴

肝是五臟六腑的好兄弟，肝好五臟六腑才安

肝藏血，主一身氣機的疏泄，而氣血又是其他臟腑器官功能活動的物質基礎，肝的生理功能強弱直接影響到其他臟腑的狀況。因此，應重視養肝以達到呵護其他臟腑的目的。

肝為五臟之一，具有疏泄、藏血、排毒等功能。肝的這些功能是否正常不僅會影響到肝自身，也會影響到其他臟腑。這是因為人的身體是一個有機整體，身體中的五臟六腑、經絡等均是構成整體的一部分。它們在人體中各司其職，彼此相互配合，維持身體健康和生命的正常活動。

如果將身體比作工廠機器的話，那麼五臟六腑便是零組件，其中任何一個功能出

現問題，均會影響到其他零組件的運轉，進而影響整體功能的發揮。對此，清代的張志聰在《侶山堂類辯．草木不凋論》中說：「五臟之氣，皆相貫通。」

臟腑之間的精氣是相通的，因此必將「一榮俱榮，一損俱損」。其中任何一個臟腑的生理功能出現異常，均會出現連鎖的不良反應。因此，肝若是出現了健康問題，自然也會波及其他臟腑。

中醫五行學說認為「肝木克脾土」。如果肝的生理功能異常就會導致脾胃失和。肝與腎的關係則更為密切。中醫裡面有「肝腎同源」的理論，其中肝藏血、腎藏精，精血之間可以相互化生、相互為用。若肝血虧虛、肝失疏泄，會影響到腎藏精的功能。此外，肝的生理狀況的好壞也會影響到心、肺。

根據中醫五行理論，肺為金，有肅殺之性，因此肺氣是往下降的。往下降的肺氣可協助其他臟腑完成相應的生理活動。肝為木，具有升發之性，因此肝氣是向上升發的。這樣一來，肝肺就可以相互配合，使一身之氣有升有降，各司其職，有助於調暢一身之氣，維持身心健康。一旦肝失疏泄、肝氣鬱結的話，自然會影響到氣機的上下循行，這也就不利於肺主宣發和肅降功能的發揮，由此導致肺虛，使患者出現肝肺兩虛的症候，諸如目赤、胸脅脹痛、咳嗽、咯血等。對於肝肺兩虛導致的疾患，調理上不僅需要養肝，也需要調理肺，只有肝肺同治才能從根本上解決問題。

諸如我曾經診治過一位姓朱的老先生。他自述胸口憋悶、氣短，再者就是眼睛紅赤。我檢查後發現他的肝火比較大，影響了肝主疏泄的功能。肝不能正常疏洩氣血，進而影響到了肺主宣發的功能，於是他出現肝肺兩虛的症狀。最後我對他的肝肺同時進行調理。調理了三個月左右，上述不適感消失。

接著來瞭解一下肝對心的影響。心肝之間的關係，主要體現血液運行方面。中醫認為肝主藏血、心主行血。肝血足，心氣不虧虛，血才能正常循行以發揮滋養功效。如果肝藏血不足，則心無血可行、無血可養，患者會出現心血虧虛的症候，諸如心悸、心慌、失眠等症。此外，還會出現精神不振奮、反應遲鈍、記憶力衰退等精神方面的障礙。情志異常又會干擾正常的氣血運行，損傷心的功能，影響肝藏血、主疏泄的功能。

鑑於肝的生理功能狀況與其他臟腑的生理功能能否得以正常發揮息息相關，因此補肝養肝是維持臟腑陰陽平衡的關鍵一步。可以說養肝也就是養護其他臟腑，將肝養護好，不僅有助於維持臟腑陰陽氣血的平衡，有助於益壽延年，還有助於保持情志舒暢，於身心都是有益處的。

對肝進行呵護，增強其他臟腑器官的功能，不妨從滋肝陰、補肝血著手，尤其是中老年人更應重視這一點。這是因為人到了中年，精血會日漸呈現出虛衰態勢。比如有的人爬幾層樓梯就氣喘吁吁，有的人幹點重活就渾身酸軟，實際上這就是精血不足的症狀表現。精血不足則需要補，只有將精血補足，肝的各項生理功能相應增強，身體不適症才能得到改善。滋肝陰、補肝血，可以用下面的方法。

食用枸杞甲魚羹

枸杞子三十克，甲魚五百克，精鹽適量，大蔥半根，生薑一小塊，醋適量。甲魚宰殺去內臟切塊，用開水焯一下；將枸杞子洗淨切碎；生薑洗淨，切片；大蔥洗淨，切成蔥花。除蔥花、精鹽外，將上述準備好的原料一併放到沙鍋中，煮一個小時左右再將蔥花、精鹽放入即可食用。

這道養生藥膳有滋陰養血之功，陰虛潮熱、血虛羸弱的患者可常食，對於改善體衰頗為有益。

晨起敲膽經

晨起敲膽經具體方法為將雙腿平放，用手握拳敲大腿兩側，每只腿敲二至三分鐘。

注意敲膽經最好在早上進行，不宜在晚上。這是因為對膽經進行敲打，可振奮膽經的陽氣。中醫認為陽氣主升、主動，所以若是晚上對膽經敲打則不利於睡眠。那麼，敲膽經為什麼也能達到養肝護肝的目的呢？這是因為肝膽互為表裡，肝的疏泄功能正常，才能保證膽汁的貯存和排泄功能正常；膽汁排泄通暢，肝才能發揮其疏泄。所以，成語裡有「肝膽相照」一說。很多現代病都與晚睡晚起耗傷了肝膽的陽氣有關。從中醫的角度來看，膽非常重要，因為「十一臟腑取決於膽」。養生應從養肝膽開始。在日常生活中滋肝陰、養肝血除了注重食療、堅持按摩外，還應注意一定要適量飲水。適量飲水有助於促進血液循環，促進新陳代謝，促進膽汁的分泌。這有利於促進消化、加快廢物的排除，可減輕毒素對肝的侵襲，增強肝的活力。

肝影響情緒也受制於情緒，肝好心情才好！

中醫認為肝主「怒」這種情志，因此肝的狀況會影響到心情的好壞。同樣，怒這種情緒也會影響肝生理功能的發揮。可見，只有將肝呵護好，才會有好心情。

前一段時間，我曾經診治過一位姓于的女士。她自述兩個乳房經常脹痛，再者就是沒有胃口，吃不下飯。她個子很高，但比較瘦弱，臉色蠟黃。我讓她將手伸出來，發現其指甲呈蒼白色。摸了一下她的手，整個手發涼，明顯氣血不足。進一步詢問她的生活狀況，她告訴我家庭生活不順心，因此經常生悶氣。她說到這裡，直截了當地告訴我：「我知道我這病都是氣出來的，不是一天兩天的事了。常年生氣什麼樣的人也受不了。」

確實如這位患者所說，她的病的確是氣出來的，是生悶氣氣出來的。我對她講「氣大傷身，適可而止就好」。喜怒哀樂，人之常情，遇到不如意的事，難免有生氣鬱悶的時候。有的人願意生悶氣，什麼事情都憋悶在心裡面。憋悶時間長了容易導致肝氣鬱結。肝氣鬱結了，血液流通就不順暢了，隨之淤血就產生了。氣滯血瘀主要症狀表現為胸脅脹痛、急躁易怒或者是身上經常莫名其妙的青一塊、紫一塊。嚴重時脅下還會出現痞塊，用手去按會出現刺痛的感覺，對於女性來講還會出現痛經、乳房脹痛甚至閉經、不孕等症。

有的患者講：「既然你說生悶氣傷肝，那好，只要我心情不爽的時候，我就狂怒一陣，能摔的東西都摔了，看誰不順眼就罵一頓，把火發洩出去不就沒事了嗎？」我們這些芸芸眾生不可能超凡脫俗，生氣自然也是常有的事情，生氣了就得發洩，否則憋悶著就是在給肝受窩囊氣。將心中的火發洩出去，身心上就會比較舒坦。不過，發怒一定要注意一點，那就是適可而止。大怒或者是長久的怒氣衝天不但不利於舒緩壓抑情緒、為肝排憂解難，反倒會加重肝的負擔。

相信很多人都知道「怒髮衝冠」這個成語。這個成語的意思就是說一個人怒火比較大，以致氣得頭髮都立起來了。「怒髮衝冠」固然能將當即的心情展露無疑，但是冷靜下來算一筆經濟帳，你會發現怒不可遏實際上是很划不來的。這是因為當人極度憤怒或者是怒氣長久不去的時候，肝氣會向上走，因此中醫裡面有「怒則氣上」的說法。氣機不能正常發散，都往上湧，血也跟著往上走，因此患者會出現頭昏腦脹、面紅耳赤的症狀，嚴重的情況下還可能導致暈厥，也就是我們老百姓常說的休克。我們都知道有的人在非常生氣時臉色發紅、嘴唇發紫、情緒比較激動，氣得嚴重了，一下子就暈過去了，這實際上就是憤怒時肝氣往上湧的後果。因此，平時一定要制怒。

怒可傷肝，肝的健康狀況異常時人也容易動怒。比如有的人火氣比較大，無緣無故就生氣動怒，這很可能就是肝出問題了。總之，怒即「肝之臟象」。不管是何種形式、何種程度的怒，均與肝的關係最為密切。如果你經常容易動怒，經常胸悶不舒，就應注意疏肝理氣，以去怒養肝。疏肝理氣可用玫瑰花泡茶喝來治療。

玫瑰花茶

粉玫瑰五朵，去核紅棗二枚。將玫瑰花和紅棗放到茶壺中，用開水沖泡五分鐘即可飲用。若是不放紅棗、只單純放玫瑰花的話，也可以用蜂蜜調味飲用。

這道玫瑰花茶，氣味芳香，聞著可使人心曠神怡，飲之則可疏肝理氣、美容養顏。相對於其他疏肝理氣的藥物來講，玫瑰花茶性溫和，可長期飲用，有理氣解鬱、活血散淤、調經止痛、寧心安神之功。白天用玫瑰花茶疏肝解鬱，到了晚上則不妨按摩太衝穴去去肝火。

按摩太衝穴

對太衝穴按摩，只要將大拇指放在穴位所在處，對其進行按揉即可，每次可按揉三至五分鐘。

經常按摩此穴位，清熱瀉肝火的功效非常好。如果在按揉的過程中穴位處的痛感比較強的話，這表示肝火比較旺，一定要長期堅持。只有將肝火瀉出去，

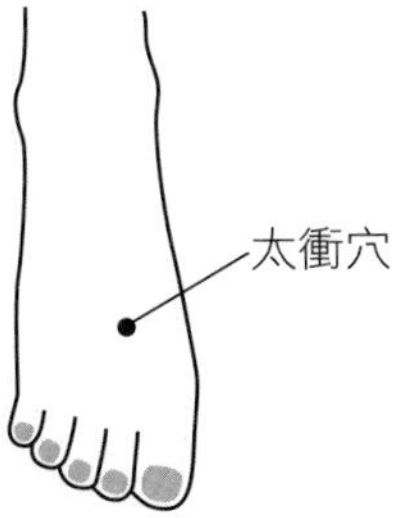

太衝穴

才能吃得好、睡得香，情緒才能平和下來。

白天喝喝玫瑰茶，晚上按按太衝穴，這兩種舉措都是調身的。調身還應舒心，只有心寬陰陽氣血才能平和，肝才能生機勃勃充滿活力。舒心、寬心以養肝應把握住兩點，這兩點也是古人養心安神的重要舉措，一為「不遷怒」，一為「不遷時」。

養心安神應不遷怒、不遷時

所謂的「不遷怒」意思就是當我們心裡有火的時候，不要去遷怒於別人，也不要將事情擴大化，而要冷靜下來分析一下事情的前因後果，進而將事情以一種最合乎情理的方式解決掉。如果自己有火了就怪罪別人，不但搞得自己傷肝傷心，還惹得別人心裡也不痛快。

不遷怒別人，就事論事，相信怒火去得也就比較快，這樣就將對肝的損傷降到了最低。除了不遷怒別人外，還應注意「不遷時」。有的人生氣了一會工夫就好了；可是有的人不但愛生氣，而且動怒的時間也比較長久。在前面我說怒傷肝，長久的怒更傷肝，所以不要讓怒這種不良情緒影響自己太長時間。如果怒氣長久不去的話，不妨出去散散心或者是做做深呼吸，這有助於將怒火及時發洩出去，以讓心神平緩下來。

實際上，不管何種情緒都應保持在一定的限度內，這對健康是有好處的。當怒而怒，當憂而憂，當喜則喜，當悲則悲。只要將情緒調整適度，並不傷人。反之，若是大喜大悲沒完沒了，則可就不是什麼好事情了。這是因為不良情緒不僅會讓自己的心憋屈，還會因此生出很多病來，此外還不利於舊疾的康復，甚至加重原有的疾患。因此，一定要重視調神慎怒。

肝好，吃什麼都覺得香，身體也加倍健康！

胃口不好不僅僅是脾胃的原因，肝往往也是誘因之一。若肝主疏泄的功能失調，鬱結的肝氣便會侵犯脾胃，導致脾胃失和。若是想胃口好，也應先把肝養好。

平時有一些朋友跟我說，一生氣就不敢吃飯；不是不想吃，是因為吃了之後不消化，肚子脹得鼓鼓的，有時候甚至脹得和一個鼓起來的小皮球一樣。也有的朋友對我講，年輕的時候倒是很容易生氣，可是年老了人也能沉住氣了，因此和以前相比脾氣也溫和了很多；脾氣是好了，可是脾胃的狀況卻越來越糟糕了，不消化、沒胃口，吃什麼都不香。

這些朋友有的是火氣比較大，動不動就怒氣衝天，情緒經常起伏不定；也有的是工作壓力比較大，睡得比較晚，飲食不規律。從這些症狀表現上看他們可能是患上了脾胃不和症。當我為其中的一些朋友檢查後，發現了這樣一個很有意思的現象，那就是很多胃口不好的患者之所以胃口差、肚子脹，主要原因卻不在於脾胃，而在於他們的肝。晚上睡得太晚，傷了肝血；情緒經常抑鬱，導致肝氣鬱結；經常對著電腦，導致肝中的精氣透支……上述狀況損傷了肝，進而導致脾胃跟著倒楣。

肝生理功能不佳之所以會損傷脾胃，是因為中醫五行學說認為「肝木克脾土」。當肝出現問題時，不可避免要波及脾胃，影響脾胃主消化、運化水濕、化生氣血的功能。脾胃生理功能失調，吃進去的食物就不能得以順利消化，也不能將水穀中的精華物質轉變為氣血津液，在這種情況下患者自然不可避免會出現消化不良、食慾缺乏、腹脹、不思飲食等諸多脾胃不和的症狀。

除了上述顯性的不良影響外，還有一些隱性影響一般不會被輕易覺察到，只有經過長期的變化發展才會日益突顯出來。這就如同自然界中的花草樹木一樣，若是缺少養分，一天兩天是看不出來什麼的，但若是時間長了就會導致葉子發黃、生長緩慢。若是肝克脾，脾胃虛衰長久得不到改善的話，就會影響到脾胃化生氣血的功能。

長期氣血不足，五臟六腑長時間得不到有效滋養的話，患者就會出現面色發黃、渾身乏力、全身臟腑機能減退、衰老加速等諸多症狀。可見，肝克脾會帶來一系列不良後果。鑒於此，調理上不僅僅需要養肝，同時也應健脾。

養肝健脾也是很有講究的。養肝重在疏肝理氣。肝失疏泄則一身氣機不循常道，進而侵犯脾胃，才引發了脾胃失和，因此疏肝是改善肝氣犯脾的關鍵。疏肝理氣可以用玫瑰花泡水喝，有很好的療效。疏肝同時應不忘調理脾胃。對脾胃進行調理有三種方法，即健脾、補脾、運脾。

健脾是針對濕邪困脾而言的。五行中脾胃屬土，土喜歡燥而不喜歡濕，因此脾有一個很重要的功能就是運化水濕。如果身體裡面的水濕過重，增加了脾運化水濕的壓力，水濕不能正常運送出體外，就會導致濕邪困脾。濕邪內停，患者會出現肢體沉重、精神委頓、嗜睡、腹脹等症。對於濕邪困脾，我們在治療方面就要以祛濕健脾為主。祛濕健脾常用的中藥有茯苓、白朮、蒼朮、白豆蔻等，常用的食材有薏米、紅豆、冬瓜等，常用的藥膳為紅豆薏米粥。

紅豆薏米粥

紅豆一百克，薏米一百克。將紅豆和薏米分別洗淨，放到沙鍋中，加適量清水，小火熬，熬到上述食材熟爛即可。

別看上述食療方中的食材簡單，但祛濕是非同小可的。食療方中的薏米是一味藥食兩用之品，其在中藥裡稱「薏苡仁」，其主要作用即為健脾除濕；和薏米一樣，紅豆也有利水除濕之功。此外，適當食用紅豆還能養心安神。這是因為紅豆為赤色，五行中赤色入心入血，可補心、補血，有寧心安神之功。因此，即使並未患上濕邪困脾症，平時也不妨吃點紅豆。

濕邪困脾除了注意除濕外，還應注意預防寒濕邪氣的入侵，此外還應少食生冷瓜果及油膩肥甘之物，以免影響除濕效果、加重濕邪困脾症。

如果說健脾的重點是除濕，那麼補脾的重點就是補脾氣。補脾是針對脾氣虧虛而言的。一般而言，脾胃虧虛患者會出現不思飲食、大便溏薄、精神不振、形體消瘦、少氣懶言、面色萎黃或發白等症。如果具有上述症狀，就應重視補脾氣。補脾氣可以食用紅棗山藥燉兔肉。

紅棗山藥燉兔肉

山藥五十克，紅棗十個，兔肉四百克，生薑一小塊，精鹽適量。兔肉洗淨，切塊，用開水焯一下；紅棗洗淨，去核；山藥洗淨，切塊；生薑洗淨，切片。將上面準備好的原料一併放到沙鍋中，加適量清水，小火燉煮，燉到上述食材熟爛即可食用。

上述食療方中三味食材均可補脾氣，三者合而為湯，相得益彰，能補足脾氣，強健脾胃。

可以說現代人已經認識到補的重要性，有病的時候補，身體虛弱的時候補，閑著沒事也補。不過，有時候一味地補不但不能強健機體，反倒出現了腹脹、不思飲食、噯腐吞酸等症，我們老百姓將其稱為積食。對此，就應以採取運脾的策略。運脾可飲用蒼朮茶。蒼朮是運脾之主藥。除了用蒼朮外，也可以用雞內金、穀芽、麥芽進行食療。

蒼朮茶

蒼朮十克，綠茶三克。將蒼朮和綠茶放到茶壺中，用開水沖泡飲用即可。

上面所介紹的均是健脾養肝的食療法，下面再介紹一種舒肝健脾操。

舒肝健脾操

自然站立，分開兩腳，約與肩同寬。兩臂平舉，掌心向下。將上身緩慢地向左轉，深呼吸，保持片刻，恢復到起始動作，吐氣。接著反方向做。每次可做五分鐘。注意呼吸要均勻，動作要緩慢，以能承受為準。

投資養肝——三十天內開啟健康新旅程

肝與身體健康息息相關，因此投資養肝是非常有必要的。不管是何種養肝舉措，一般情況下只需要堅持一個月便會形成一個良好的習慣，堅持下去你的身體就會出現驚人的改變。

不同的生活方式，往往會使人有不同的情感體驗。這是因為不同的生活方式，決定了我們的身體健康程度，決定了五臟六腑生理功能的強弱。可以說，只要我們養成良好的習慣，為健康投資，就可以有效地呵護臟腑健康。一般來說，一個良好習慣的養成只需要二十八天。也就是說只要我們堅持一個月，就可以使日常養護臟腑的行為形成一個習慣，就可以長期貫徹下去。那麼，三十天之內如何開啟肝健康的新旅程呢？

對於如何投資養肝，有一位患者和我講述了他的經歷。年輕的時候好吃好喝，每頓飯若是沒有大魚大肉就感覺吃得索然乏味，一餐沒有酒就覺得生活沒有了情趣。他儘管也知道這些生活習慣是不健康的，但就是無法改變。結婚前如此，結婚後照舊。吃好喝好，雖然滿足了味蕾的需求，但肚子裡面也裝滿了膏粱厚味。

酒肉不斷的後果就是，還不到四十歲就已經開始發福，啤酒肚出來了，氣也感覺漸漸不夠用了，走兩步就氣喘吁吁，口氣也不清新，血壓還有點高，有時候還有頭暈目眩的症狀。公司體檢的時候查出脂肪肝、酒精肝。

他意識到身體健康每況愈下後，終於有一天下定決心改變這種不良的生活方式。他儘量少喝酒或者是乾脆不喝酒，肉吃得少了，青菜、水果的攝入量不斷增多。因為家和公司的距離不是很遠，每天堅持騎自行車上班。每天到了公司，都會出點汗，有一種舒爽的感覺。晚上回到家裡，吃點簡單的飯菜，再痛痛快快洗一個熱水澡，然後與兒子殺上幾盤棋，心情非常愉悅，有時候甚至情不自禁吹起口哨，那時就如同一個孩子一樣。到了睡覺的時候，躺在床上先閉目養養神，在這個過程中還不忘記感謝自己的每一個身體器官，從內心深處表達對它們孜孜不倦工作的真誠謝意。然後，就一身輕鬆地睡去了。

當然，他也曾想過放棄，但是每每想到自己每況愈下的身體，想到乖巧的兒子，就又有了堅持下去的決心。堅持了一個月，就已經將上述保健舉動形成了一個良好的生活習慣。每天不運動，不吃青菜，不感恩臟腑器官，渾身都會不舒暢，這下子想不堅持都是不可能的事情了。

從那後，身體狀況一天比一天強了。睡得好，沒有酒肉吃得也香，最重要的是心情舒暢。身體好，工作效率高，人際關係也得到了改善。看來一種生活方式，往往決定著一個人的幸福尺度。

這裡我將上述患者的養肝舉動進行一下總結，希望大家也能從中受益，進而呵護好與身體健康息息相關的肝。

每頓飯都不離青

中醫五行學說認為「肝主青色」，食用青色的食品可以促進肝氣循環，舒緩肝鬱，起到良好的養肝功效。因此，我們每頓飯都不妨來點青色食物，諸如黄瓜、芹菜、菠菜、花椰菜等，這些都是呵護肝的好食材。

當然，除了吃青色食物外，還可以適當吃點酸，諸如山楂、山萸肉、青梅等。吃酸能達到養肝之功是因為五味中的酸味具有收斂作用。適當吃酸有助於收斂過旺的肝火，以防肝火上炎擾亂神明影響睡眠，影響情緒的平和。酸味除了有上述功效外，還可滋肝陰，進一步加強潛陽斂火的功效。雖然酸味可收斂肝火，但是春季則應少食用。這是因為春季是肝陽升發之季，而酸味可收斂陽氣，不利於肝陽升發和肝氣的疏泄。

經常對你的肝嘘寒問暖

身心可共鳴，因此我們不妨每天在臨睡前抽出幾分鐘時間，真心地感謝時時刻刻都在忙碌的肝。當然，最好同時也感謝一下其他臟腑，感謝它們讓我們生活得更健康、更快樂，感謝它們無怨無悔的付出。在這個過程中，情志、臟氣會產生共鳴互動，有助於防病、強身。對於憂鬱症、失眠、情緒焦躁、心中煩悶等症均有不錯的改善作用。

總之，每天靜下心來和我們身體中的臟腑器官說說話，這就是在呵護你自己的身體，呵護你疲憊的心靈。如果此時此刻的你身體虛衰，如果此時此刻的你心靈疲憊不堪，那就不要急著去衝鋒陷陣了，不妨停下來陪身體說說話。相信和身體溝通之後，你會發現奇蹟真的就在眼前。

俗話講「活動，活動，要活就要動」，經常運動不僅有助於促進新陳代謝，幫助肝排毒，還可促進血流通暢，使肝有足夠的營養物質供應，從而達到保肝作用。在日常生活中，散步、打太極拳、氣功、瑜伽等運動方式均比較適宜。這裡介紹一種躺在床上也能做的養肝運動法。

經常做做養肝運動

平躺在床上，放鬆，然後伸出左腳，先向右畫橢圓形，然後向左畫橢圓形。在這個過程中保持自然緩慢地呼吸，堅持二分鐘，換右腳。然後用雙手抱住大腿，頭抬高，吸氣的時候身子向前搖，呼氣的時候身子向後搖，搖五次雙腳落地，閉目凝神放鬆休息。

上述動作能對肝和其他臟腑起到按摩的作用，對便秘、腹脹等症有良好的調理功效，同時還能緩解肩背的緊張感，很適合上班一族鍛煉。

第二章

生活中處處養肝護肝，全方位防治亞健康

測試：你是「亞健康」人群嗎？

如果你經常疲勞乏力、失眠多夢、煩躁不安的話，那麼，你的身體就已經處於亞健康狀態了，需要積極進行調理，以防發展成慢性病或者是重病。應對亞健康也可以從對肝的調理著手進行。

對於「亞健康」這三個字相信大家並不陌生。那麼，「亞健康」究竟是怎麼一回事呢？亞健康是西醫裡面的說法，中醫裡面並無此種稱謂。我們都知道中醫檢查一個人是否患病，其診斷方法為「望、聞、問、切」，通過這些診斷方法來明確人體的氣血陰陽偏頗，進而採取一系列的調理措施，來促使氣血陰陽恢復到常態。

西醫檢查一個人是否患病則是運用醫療器械。透過醫療器械對臟腑器官進行檢查，然後得出一系列的數字，進而確診一個人是否出現了疾患。西醫在臨床檢查中往往會遇到這樣的問題：患者自述身心不適，並且還可以明確說出身心不適症，諸如腿腳酸痛、眼睛脹痛、失眠多夢、發冷、胃口差、易疲勞、情緒不穩定、注意力不集中、健忘、煩躁、焦慮等，但是，透過檢查並沒發現什麼異常。不是病卻出現了病的症狀，西醫將其稱為「亞健康」。

對於身體已經出現不適症但是還未出現明顯的病理變化，西醫稱之為「亞健康」，那麼中醫裡面又有何種稱謂呢？我國古老的醫學專著《黃帝內經・素問・四氣調神大論》中有這樣一句話：「聖人不治已病治未病。」這裡「未病」實際上也就是西醫裡面所說的「亞健康」狀態。導致身心處於亞健康狀態的原因有多種，其中與肝的關係也是非常密切的。

肝虛則人易產生疲勞感。臨床上有這樣一個案例。患者自述，經常沒勁，走路時間稍微長一點就走不動了，渾身癱軟得如同一灘泥。平時也不能幹重活，只要一累點身體就受不了。妻子責罵他懶惰，孩子說他看見累活就躲，可是他真的是有心無力。

這名患者的年紀並不大，剛剛三十歲。對於一個男人來講，按理說三十歲正是血氣方剛、身體強壯的時候。那麼，這名患者為什麼會總感覺渾身沒勁呢？中醫認為肝主筋，因此我考慮可能是肝的問題。後來對他進行檢查，得到了證實。對他而言肝血不足導致筋失所養，才出現渾身乏力之症。我建議他食用大棗燉豬肝進行調理，兩個月後渾身乏力症狀得到改善。

情志是否舒暢也與肝的關係非常密切。中醫認為肝主疏泄，有助於情志舒暢。肝的疏泄功能失常，氣機淤滯，自然就會出現情志不暢的症狀，諸如易怒、心中煩躁、憂鬱等。

肝也決定著睡眠品質的高低。肝藏血，心行血，若是肝血不足，肝失疏泄，則血不養心。心失所養，到了晚上心神不能好好收藏就會不寐。

此外，肝的狀況還會波及其他臟腑健康。對此，在前面也曾提及過，諸如肝氣侵犯脾胃，就易導致脾胃不和，進而出現消化功能障礙；肝腎同源，肝血不足則影響到腎精化生，影響到腎藏精的功能；肝主疏泄，肺主宣發，二者在對氣的條達上可以相互借力，若是肝失疏泄，自然會影響到肺主宣發的功能，患者會出現胸悶、呼吸不暢通、易疲勞等症。

總之一句話，亞健康狀態的異常表現均與肝有密切聯繫。因此，從肝論治亞健康才能恢復健康。若是對於亞健康狀態予以忽視的話，則容易患上各種疾患，尤其是肝疾患，諸如脂肪肝、肝炎、肝癌等。除了和肝自身相關的疾患外，肺炎、高血壓、糖尿病等的發病原因也均和肝相關。

亞健康狀況出現時，身體還未發展到病的狀態，在這種情況下一定要「未雨綢繆、防患未然」。在日常生活中，養肝以應對亞健康可以從以下幾方面著手進行。

用金錢銀花燉瘦肉去肝火

準備乾金錢草二十五克，瘦豬肉一小塊，乾金銀花二十克，黃酒、精鹽各適量。豬瘦肉洗淨，切小塊；乾金銀花、乾金錢草用紗布包好。將準備好的原料一併放到沙鍋中，加適量清水，大火燒開，調入黃酒和精鹽，改小火慢燉，燉到上述食材熟爛即可。

現在社會壓力大，很多人的肝火都比較旺。如果你有口乾舌燥、渾身發熱、口苦、口臭、頭痛頭暈、眼乾、睡眠不佳等肝火旺的症狀，就可以食用金錢銀花燉瘦肉。金錢草具有清熱解毒的功效，對降肝火有益；除了降肝火外，還可除濕，因此對脾有益。金銀花性寒，有助於清火除熱；又因為其氣味芳香，所以可舒緩解鬱。金錢草、金銀花和豬瘦肉一起燉湯喝，既可清火又可疏肝，有助於增強肝的生理功能。

以音調臟

中醫五行學說認為五音、五臟均與五行相配，因此利用五音可養五臟。五音的節奏可與五臟相感應，進而促使五臟向著良性的方向發展，更好地調節人的身心。以音養肝可以多聽角調式樂曲，諸如《列子禦風》《莊周夢蝶》《江南絲竹樂》等都比較適宜。

靜坐養神以養肝

盤腿而坐，閉目養神即可。在這個過程中一定要讓自己的心入靜，只有這樣才能達到較好的養肝護肝之功效。

靜坐有助於放鬆身心，進而增強人體自身的修復功能，有助於養肝寧神。靜坐還能使人體陰陽平衡，臟腑之氣調合、氣血充盈，促進疾病的好轉。靜坐重在靜心，動作並不嚴格要求。只有心靜，臟腑中的精氣才能得以蘊藏，臟腑才能休養生息。若是在靜坐的過程中能夠出現打哈欠、流眼淚、打嗝、放屁等現象，說明靜坐起到了效果。靜坐後只需要稍微休息片刻，身心便會清爽起來。

養肝預防亞健康，除了用上述方法進行調養外，還應注意不要過度操勞，不要經常熬夜。保持樂觀、豁達的精神狀態，這對肝的健康都是有益處的。

拿得起放得下，不讓肝「憋屈」，身體就不疲勞

拿得起放得下，一般說的是一個人比較爽朗，什麼事情都看得開。這樣的人通常身心都比較舒暢，很少生病。我們在呵護肝時，不妨也如此，這有助於平和情緒，使肝不勞累。

前一段時間，有個朋友來我家串門子。進屋後我們聊了不到十分鐘，他接了一個電話。電話掛了之後，臉色一下就變了，一臉不高興。我以為自己怠慢了客人，忙詢問其中的緣由。朋友告訴我，他做的一個專案出了一點紕漏，因此心裡很惱火。知曉他怒氣叢生與我無關後，懸著的心落了地。

我問他專案出問題了為什麼如此惱火，他說自己白忙活兩個月了，因此才一肚子

火氣。我接著問他和誰生氣，他很坦然地說和他自己。他說完後，自己怔住了，而我則笑了。

我告訴他，如果換作是我則會去想辦法解決問題；如果解決不了則會想辦法將損失降到最低；如果不管怎麼做都無法改變既定的事實，我就會將其放下而不是為此大動肝火；即使憤怒了，我也會很快將這種不良情緒排遣出去。

也許有的人會說事情沒有發生在我身上，當然可以說得這麼輕鬆了。我想說即使真的發生在我身上，我也會這麼做，這其中有兩個原因，一個是不管我們如何憤怒都將無濟於事，另一個就是怒傷肝。既成的事實已經無法改變了，若是再不控制憤怒的情緒，傷了肝導致身體健康狀況出問題，無疑就是雪上加霜了。下面我就來說一下怒傷肝的問題。

我們都知道木要升發向上生長，這樣枝條才能舒展順暢，木才具有生機勃勃的活力，才能成為一抹動人的風景。五行中肝屬木，因此也具有舒暢條達之性。如果過於憤怒或者是怒氣持續比較長久的話，那就會將肝氣壓制住，這樣一來肝氣就不順暢了。肝氣本來應當是向上升發的，如果不能正常升發就會傷肝。如果你經常動怒而肝卻沒有出現什麼問題的話，那我真的要恭喜你了。不過別得意，也許不久你就會為此追悔莫及了。

怒傷肝，因此平素一定要善於和怒這種傷肝傷神的情志過招。和怒過招要把握一點原則，那就是拿得起放得下。我們不是聖賢之人，不可避免因為某些事情而憤怒，但是，你對情緒要具備一定的調控能力，要能制怒、泄怒，讓怒氣來去皆匆匆。那麼，如何制怒、泄怒呢？下面我給出幾點方法。

讓自己在憤怒的邊緣停下來

「往前一步是幸福，退後一步是孤獨」，這是一首歌中的歌詞，表述的是：我們要勇敢地往前走，掌控自己的人生，掌控自己的命運，唯有如此才會收穫幸福。但這裡我要對大家說，向後一步是幸福，向前一步是憂愁。當你怒火即將要燃燒的時候，不妨讓自己沉默下來，保持幾秒鐘，對自己說「其實沒什麼大不了的」，那麼很多事情真的也就雲淡風輕了。記住，最大的缺點是壞脾氣，最低劣的感覺是怨恨，最寶貴的禮物是寬恕，最愉悅的感覺是內心平靜。

設身處地，理解他人感受

當我們想發怒的時候，不妨想一想別人的心理感受，設身處地為別人著想，這能讓我們更加理解別人，進而將很多事情釋懷。靜心想一下，很多事情真的沒什麼大不了的。寬容、理解、忍讓才能讓我們活得更幸福。

如果你這麼做了，但是心情依舊久久不能平靜下來的話，建議你出去走走或者是看看電影、聽聽音樂、做做深呼吸，相信這對你保持好的心情會有幫助的。

怒氣被泄掉了，心理上平靜而輕鬆，微閉雙眼，享受安寧的生活，臉上蕩漾著幸福的笑容。這一刻，你是幸福的，也是健康的。沒有委屈了自己的心，也沒有委屈了肝，可以說這是一種雙重收穫。

以上只是拿得起放得下以養肝的一個層面，是針對情緒方面而言的。下面我還要說另一方面的拿得起放得下，那就是不要過於勞累，避免體力透支。現在有一個流行詞為「爆肝」，是「熬夜、過勞」的代名詞。

操勞之所以用「爆肝」代替，是因為勞累過度非常傷肝。中醫認為「人動則血流於諸經，人臥血歸於肝」。當我們沒有臥床休息的時候，血對肝的滋養之功是有限的，肝也不能好好地藏血。時間長了，不可避免會傷肝。再者就是眼睛需要肝中的精血來滋養；眼睛經常得不到休息，實際上也就是在透支肝中的精血，這對肝不利。因此，一定要學會休息，工作也要拿得起放得下。如果平素比較勞累的話，建議用山藥、桂圓和甲魚燉湯喝。此外，還不妨經常閉眼以達到養肝的功效。

閉目養肝

將手掌搓熱，然後閉上雙眼，靜心凝神，將手掌放到眼睛片刻，保持一分鐘後將眼睛睜開即可。睜開雙眼後，宜放目遠眺，這有助於放鬆眼睛，能起到良好的養眼護眼功效。

戒菸限酒不傷害肝，有助防禦亞健康

如果你身體經常感到不適，頭腦也經常昏昏沉沉的，但是檢查又未患病的話，那麼，注意你的身體已經處於亞健康狀態了。防禦亞健康，促進身體好轉，一定要戒菸限酒以養肝。

前兩天，已經晚上十點多了，我的一個朋友打電話給我。她說了這樣一件事情：公司裡面有兩個男孩子在追求她，可是她不知道該如何作出選擇，於是想聽聽我的意見。其中的一個男孩子家境很好，但喜歡抽菸喝酒；另一個男孩子家庭狀況一般，但是菸酒不沾。這兩個人能力相當，人品也都比較不錯，對她也比較上心，這才導致她在選擇上遇到兩難了。

這畢竟是婚姻大事，說實話我也不好輕易就給她拿捏，不過我還是說了一點想法。我告訴她我不喜歡抽菸酗酒的人。抽菸喝酒固然和人品無關，但是卻會影響到身體健康，和這樣的人生活在一起，不可避免身心健康也會受到影響。

我這樣說相信有些抽菸喝酒的人會憤憤不平了，認為我是誇大其詞、故作聲勢，但實際上抽菸喝酒確實對健康是十分不利的。先來說一下過度飲酒的危害。說到喝酒，相信很多人都會情不自禁吟出「何以解憂，唯有杜康」這句詩。這是曹操在《短歌行》中的詩句，意思是：什麼能讓我忘卻憂愁呢？只有美酒而已。那麼，酒是不是真的能解除憂愁呢？答案是肯定的。

中醫認為酒有升發之性，肝在五行中屬木也具有升發調達的特性，因此酒可養肝。適度飲酒可促進肝氣升發，有舒暢肝氣的作用，因此，肝氣鬱結、鬱鬱寡歡者不妨適當喝點酒。我們都知道酒的種類繁多，那麼喝什麼酒好呢？我建議大家喝藥酒。將補血的中藥置於酒中，中藥的各種有效成分便會釋放出來。藥借酒力、酒助藥勢，對肝能起到良好的調治功效。如果肝血虧虛的話可飲用大棗酒，如果是肝鬱不舒則可飲用檳榔酒。

大棗酒

白酒二斤，大紅棗一百二十克。將紅棗洗淨，去核，切小塊；將準備好的紅棗放入酒罈內，倒入白酒，密封浸泡二個月，去渣即可飲用。

上述藥酒中的紅棗可補氣生血，因此能養血補肝。因其味道甘甜，所以還能補益脾胃。

檳榔酒

黃酒一千五百毫升，青皮、玫瑰花各十克，桂皮、檳榔各二十克，砂仁五克。將青皮、玫瑰花、桂皮、檳榔、砂仁研碎，放到盛酒的容器中，再將黃酒倒入，密封隔水煮三十分鐘，冷卻後埋入地下，一個星期後即可飲用。

上述藥酒中的玫瑰花和青皮具有疏肝解鬱的功效。砂仁除了具有理氣、行氣的功效外，還可健脾除濕，可增強脾胃化生氣血的功能。脾胃化生氣血功能增強，則有助於促進肝的健康。

儘管藥酒可疏肝解鬱、滋肝陰、補肝血，不過，飲酒也一定要適量，少則養身，多則傷身。酒性熱，若是過量飲用則會傷及肝陰，導致肝陰虛。這無疑就是等同於在肝中點燃了一把火。對此，唐代大醫學家孫思邈說：「凡服藥酒，欲得使酒氣相接，無得斷絕，絕則不得藥力。多少皆以和為度，不可令醉及吐，則大損人也。」這句話的大意是，若是飲用藥酒的話不應間斷，如果間斷了藥性也就失去了；飲用藥酒也不宜過度，如果過度的話就傷身，也不利於健康。

說完了酒，再來瞭解一下菸。我在日常生活中看見很多吸菸的人看上去是非常享受的，不過，這也就是表面上的享受，實際上當你吞雲吐霧的時候，身體裡面的臟腑正在飽受一番折磨。有人說吸菸和飲酒一樣，只要適度就行了。在前面我說過適度飲酒是有利於健康的，那麼，適度吸菸是不是也對健康有好處呢？我可以直截了當地告訴大家，吸菸不管是勤還是寡對健康都是不利的。大家都知道，菸中最主要的有害物質是尼古丁。當我們吸菸的時候，血液中的尼古丁含量會增加，而肝是藏血的，隨著藏血量的增加，肝中尼古丁的含量也必將越來越多。肝具有解毒的功能，因此可以將一部分尼古丁代謝掉，但是，因為血液中尼古丁的含量越來越多，肝的壓力也就越來越大，加重了肝解毒的負擔。肝解毒功能下降，毒素堆積，自然會對肝造成損傷，除了會加重肝的解毒負擔外，還可影響到肝藏血的功能。當尼古丁在血液中的量越來越多時，會導致血液黏稠度增加而形成血栓，影響血液運行，進而不利於肝藏血。因此，我們應戒菸。

有人說自己也知道吸菸不利於身體健康，但就是戒不了，一戒菸渾身都難受。有些吸菸者之所以戒菸期間身心反倒不適了，實際上和菸本身無關，而是心理的原因。強行戒菸，心理上會產生一種牴觸感，心中氣不順，時間長了會影響到肝主疏泄的功能，因此心裡面就更加鬱悶。所以，戒菸應採取一種比較溫和的辦法，慢慢堅持下去，當我們將其形成一種良好的習慣時，自然也就將菸戒掉了。

戒菸心理上要積極主動，要適當延遲吸菸時間，如果戒菸時出現了煩躁情緒可以按摩百會穴，這是一種緩解情緒煩躁的有效辦法。

按摩百會穴

按摩百會穴除了可緩解焦躁情緒外，堅持對這個穴位進行按摩還有助於長壽，因此這個穴位也有「百歲穴」之稱。百會穴位於頭頂的正中心，可用中指對其按揉，每次可按揉二分鐘，應長期堅持才能有效果。

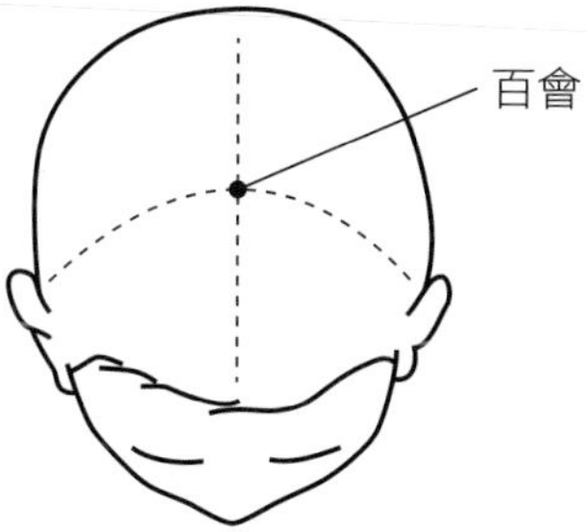

百會穴

順應節律安睡眠，睡好肝好免疫力強

保持良好的睡眠，有助於肝藏血，增強肝的生理功能。順應節律調整作息習慣，這樣才能真正睡得好。睡得好，肝血充盈，自然身體就會健康。

我周圍的一些朋友，平素睡得都比較晚，尤其是一些男性朋友，晚上十一二點睡覺是比較正常的。當得知我基本上十點半就已經入睡的時候，他們都很驚訝，似乎我已經游離於「晚睡時尚圈」之外了。

現今，大多數人都睡得比較晚，有時候是為了工作不得已而為之，有時候則是夜生活使然。有的朋友和我說，晚睡只是一種習慣而已，習慣了晚上想睡都睡不著了；

也有的人說，晚上時間一到就上床睡覺，感覺就是在浪費時間和生命，還不如擠出點時間去做更有意義的事情。從表面上，這些人的說辭似乎都是合乎情理的，但若從健康角度分析，相信這些視「爆肝」為時尚的人就能明白此做法不妥。

我之所以比較重視睡眠是因為晚睡最傷肝。中醫認為「人臥則血歸於肝，人動則血歸於諸經」。也就是說，只有當我們休息的時候，周身血液才能充分流向肝，對肝進行充分滋養，使肝得以充分藏血，這有利於改善肝虛，增強肝的生理功能，增強身體的免疫力，可促進一些和肝有關的疾患諸如脂肪肝、B肝等的好轉。因此可以說，按時就寢、充足睡眠是最好的保肝良藥。

睡覺這是人人不教就會的事情，不過，睡得好壞可是很有講究的，也關乎身體的健康。對於如何睡眠，中醫經典著作《黃帝內經．素問．四氣調神大論》中說：「春三月，此為發陳，天地俱生，萬物以榮，夜臥早起，廣步於庭；夏三月……夜臥早起，無厭於日……；秋三月……早臥早起，與雞俱興……；冬三月……早臥晚起，必待日光……」由此可以看出，季節不同睡眠時間也是不一樣的。之所以睡眠時間要依據節令而變化是因為古人認為「天人合一」：人只有順應自然界的陰陽之變而改變作息習慣，才能安撫臟腑、頤養天年；若是違逆自然規律變化，就會導致臟腑疾患叢生，折損壽命。

從《黃帝內經》的論述中我們不難看出，春天時應夜臥早起。春天是萬物欣欣向榮之季，五行中肝屬木，具有升發之性。到了春天，肝的陽氣呈現旺盛的升發態勢。春天夜臥早起的目的就是促進肝陽升發，以達到養肝護肝之效。

和春天一樣，夏天自然界的陽氣也是比較旺盛的，因此夏天也應重視養護肝陽。夏天天氣比較熱，因此儘管人們起得比較早，但還是喜歡待在房間內，吹著空調或者是開著電風扇，身體感覺是比較舒暢的。不過，這僅僅是感覺，實際上夏天經常吹空調或者是風扇對健康是很不利的，這樣不僅不利於肝陽的升發，還會導致陰寒之氣侵襲人體，引發疾病。因此，夏天早上起來最好到外面走一走，如果是光線比較強的話就不妨到樹蔭下乘乘涼，這樣既有利於陽氣升發，還有助於舒緩心情，有利於強身健體。

秋天應早臥早起。到了秋天，自然界中的陰氣逐漸佔據主導地位，所以秋天應重點養陰。夜晚是屬陰的，到了秋天應盡可能早點睡覺，這樣有助於滋陰潛陽。頭一天晚上早點睡覺，到了第二天則應早點起床。中醫認為秋天是肺當令的季節，秋天肺氣升發旺盛，早上空氣好，早點起床有助於養肺，增強肺主宣發的功能。

自然界中的陰氣，在秋天逐漸上升，到了冬天就佔據了主導地位。順應自然界陰陽變化的趨勢，到了冬天應重視滋陰，因此冬天要早臥晚起，這是出於養陰的需要。

有的患者說，對於各個季節的睡眠規律都掌握得一清二楚，平時也很重視睡眠，但可惜睡眠品質非常差。晚上按時睡覺，早上按時起床，可是晚上躺在床上要麼就是沒有睡意，要麼就是睡著了一晚上都做夢，第二天起床後一點精神都沒有。

如果晚上難以入睡或者是晚上經常做噩夢的話，多半是由肝火旺導致的，因此不妨用滋陰的食材諸如五味子、百合、桂圓、蓮子、酸棗仁、枸杞等滋肝陰、降肝火。同時，這些食材還具有養心安神的功效。下面我介紹一道降肝火促進睡眠的藥膳，即酸棗仁茶。

酸棗仁茶

酸棗仁十五克，白糖適量。將酸棗仁洗淨，搗碎，然後放到茶壺中，加適量開水，燜五分鐘，即可代茶頻頻飲用。喝茶時可加入適量白糖調味。

上述藥膳方中的酸棗仁是一味常用的降肝火、安眠的中藥。如果你平時肝火比較旺，動不動就發火，睡眠品質不佳的話，不妨經常用酸棗仁泡茶喝。

平素睡眠品質不佳者，除了用酸棗仁泡茶喝外，也可以採用穴位按摩法來改善睡眠品質。穴位按摩可以促進氣血流通，調整陰陽，增強各個臟腑器官的功能，因此有助於改善睡眠品質。下面我介紹兩個促進睡眠的按摩法。

叩擊頭部

用雙手的指尖對整個頭部進行叩擊，力度應適中、均勻，動作不宜過快。可先從上到下，再從下到上，接著從左到右，然後從右到左，將整個頭部都叩擊到。每次叩擊二分鐘左右即可。

十指梳頭

將十個手指分開，分別按於頭上，進行梳頭。可從前往後梳，每次梳一分鐘左右即可。梳頭後，閉目養神進行放鬆。

胡蘿蔔，養肝改善體質的全能菜

胡蘿蔔是一種常用的蔬菜，其味甘。中醫認為，甘能滋補脾胃，增強脾胃的生理功能；而脾胃是「後天之本」、「氣血化生之源」，脾胃的生理功能狀況又決定了肝中氣血狀況。因此，適當食用胡蘿蔔能養肝、增強體質。

這段時間，市場上的物價一直居高不下，我的一個朋友抱怨說若是物價一直這麼高，他就只能吃炒胡蘿蔔過日子了。朋友說完後，我說若是你經常吃炒胡蘿蔔倒好了，這有助於長壽，相信你活到百歲沒問題。我說的並不是玩笑話，多吃點胡蘿蔔確實對健康有好處。

胡蘿蔔味甘甜，根據中醫理論，甘味入脾胃經，因此胡蘿蔔有助於補益脾胃。中醫認為脾胃為後天之本、氣血化生之源，因此補脾胃就是補氣血。氣血是維持臟腑生理活動的基本物質，若是氣血不足會導致臟腑功能減退，引起早衰病變，進而引發如失眠、健忘、煩躁、驚悸、昏迷等各種不適，因此一定要重視補脾胃以養氣血。氣血足了，供應臟腑的營養也就足了，臟腑工作起來也就更有力氣。這是補益脾胃以養肝的第一條理論依據。接著再來瞭解一下第二條理論依據。

中醫認為人體是一個小宇宙，臟腑之間也具有相生相剋的關係。其中，金剋木，火剋金，水剋火，土剋水。由此我們可以看出，雖然肺金直接對肝木產生克制作用，但其根源卻在於脾土。若是脾土生理功能正常，腎水、心火、肺金自然也就不會受到干擾，則有助於養肝護肝。因此，不管是從氣血還是五行相生相剋的角度來講，都應重視滋養脾胃以養肝。呵護脾胃以養肝，比較有效的方法之一就是適當攝入甘味和黃色之物，以補益脾氣。胡蘿蔔既為甘味之物，又是一味黃色食材，因此能加強補脾胃的療效。脾胃的生理功能增強了，人體的免疫功能也就強了，肝血也就充盈了，自然吃得好睡得香。

胡蘿蔔能補肝還有一點佐證。中醫認為肝開竅於目。肝中精血充足，眼得所養就會顧盼生輝，否則目不能視，嚴重影響到患者的正常生活。視力好壞取決於肝，反之，肝也受制於眼。

現如今，不管是何種行業，人們在辦公的過程中幾乎都離不開電腦，白天上班對著電腦一整天，晚上回到家則繼續坐在電腦面前工作或者是娛樂。用眼過度，眼睛過度疲勞就會耗損肝血，這樣一來肝就會受到損傷。雖然肝每天都在叫苦不迭，可是忙碌的人們似乎聽不到它聲嘶力竭的吶喊，於是肝就越來越憋悶，時間長了抗議也就越來越強了，失眠多夢、眼睛酸澀、經常疲勞等實際上就是肝在抗議、在呼喊。因此，保肝就應注意護眼。

如果你也經常對著電腦，不可避免地每天都要和電腦朝夕相伴的話，一定要重視護眼養肝。既然工作形式我們無法改變，那麼不妨改變自己的工作習慣，這樣一來工作不耽誤，眼睛和肝也能得到很好的呵護，豈不是兩全其美的好事情。

護眼養肝要注意適當讓眼睛休息，工作一個小時左右就站起來活動一下，緩解一下眼睛和周身的緊張感。再者就是飲食上也不妨多吃點胡蘿蔔，這是因為胡蘿蔔是明目的佳品。現代醫學研究認為，胡蘿蔔含有多種胡蘿蔔素，胡蘿蔔素在人體內可生成維生素A，對治療夜盲症、眼角膜乾燥症有益。胡蘿蔔中除了含有胡蘿蔔素外，還含有維生素B_1、維生素B_2、維生素C、鈣、磷、鐵等元素，可提高機體的免疫功能，改善體質，進而增強養肝明目的功效。下面我介紹胡蘿蔔的一種烹調方法。

胡蘿蔔豬肝粥

胡蘿蔔一根，豬肝五十克，粳米一百克。胡蘿蔔去皮，洗淨，切碎；豬肝洗淨，切小塊；粳米洗淨；將上面準備好的原料一併放到沙鍋中，加適量清水煮粥，熬煮到上述食材熟爛後即可食用。

這道食療方可補肝明目，對於視力不佳者有益。經常對著電腦的人，除了用上述食療方補肝養眼外，不妨也經常對眼睛進行按摩。

按摩眼周穴位

按摩眼睛周圍的穴位，可以促進眼部的氣血循環，也能起到護眼功效。先將雙手洗淨，然後閉上雙眼放鬆，對眼睛周圍的攢竹穴、四白穴、睛明穴三個穴位進行點按或者是按揉，每次按揉二分鐘即可。按摩時應注意力量不要過大，以防對眼睛造成損傷。按摩完後，遠望綠色一至二分鐘，然後再用手指尖對頭部進行敲打，這有助於全面放鬆。

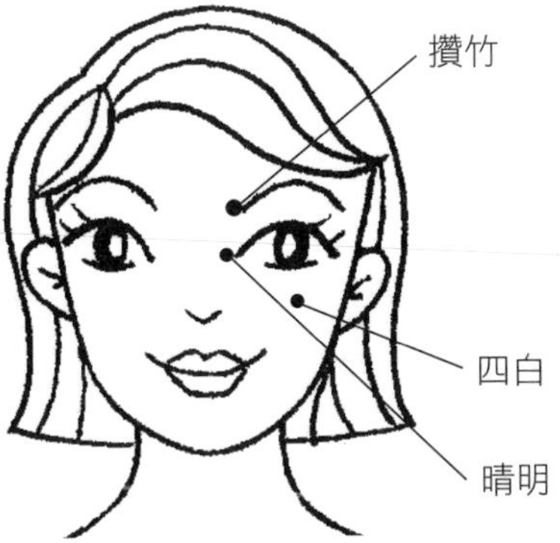

攢竹穴、四白穴、睛明穴

補肝除了吃胡蘿蔔外，也可以吃蘿蔔。在前面我說過肝主一身氣機之疏泄，而蘿蔔為辛辣之物，因此有助於行氣活血，這樣一來就可加強肝主疏泄的功能。除了上述功效外，因其味甘辛，為此還可健脾開胃、順氣化痰；因其性涼，為此還能清熱生津。正因為蘿蔔有多種營養功效，它又被稱作「平民的人參」。

用蘿蔔調養身體，和羊肉一起搭配效果比較好。羊肉是一味補虛的好食材，對於羊肉的功效，李時珍在《本草綱目》中說：「羊肉能暖中補虛，補中益氣，開胃健身，益腎氣，養膽明目，治虛勞寒冷，五勞七傷。」可見，身體虛衰者適當進食羊肉可改善虛弱狀態，可增強身體的免疫力。羊肉雖然補養功效不錯，但是性熱，為此很多人吃完火鍋後就容易上火。如果我們能將羊肉和蘿蔔搭配起來食用，就會避免上火的問題。羊肉和蘿蔔搭配食用，只需要將蘿蔔切滾刀塊，和羊肉一起燉湯就可以了。

酸棗仁養肝寧神，緩解亞健康時的「失眠症」

酸棗仁是酸棗乾燥成熟的種子，其顏色為紅色，味酸。根據中醫五行理論，酸味入肝，能收斂肝火。將肝火收斂住，則有助於改善肝火旺盛導致的失眠症。此外，酸棗還能滋陰補血，可有效增強肝的生理功能，增強免疫力，有助於身體健康。

前一段時間，一位友人送了我一些酸棗。酸棗依舊紅咚咚的，如記憶中那般。很多次，我都曾夢見酸棗紅咚咚的小臉，夢中是雀躍的，是滿心歡喜的，可是醒來後卻備感失落。掐指一算，已經很多年沒有看見剛剛成熟的酸棗了。友人不解，便問我為何對酸棗有這種捨不下的情愫。於是，我給友人說了這樣一件事。

有一次，有幸去了一位朋友的老家。朋友的老家在山區，雖然交通不便，但空氣清新，環境優美，人們也都比較淳樸，頗有陶淵明所描述的世外桃源的那種感覺。也就是那一次，見到了還在枝頭上跳躍的酸棗。酸棗在陽光的照耀下，晶瑩剔透，美不勝收。我忍不住摘了一些，細細品嘗，酸味夾雜著幸福的暖流直入心田。

正吃得興高采烈，朋友的母親來叫我們吃飯。看著步履蹣跚的母親，友人不禁長歎一聲。衰老是不可抗拒的，每個人都有衰老的一天，我想對此他不會耿耿於懷。那又是為何呢？後來朋友告訴我，老人因為肝火大經常失眠，一直未見好。而自己又不經常在老人身邊照顧，心裡異常愧疚。原來如此！

當初考慮友人的心情，我也不便說什麼。在那裡停留兩日，走的時候他的母親採摘了很多酸棗送與我，看著老人蒼老的容顏我眼裡有了淚花。回到家裡後，我立即開了一些治療失眠的中藥，托人帶給老人。這些中藥當中就有酸棗仁一味。所謂的酸棗仁，就是酸棗的種仁。我之所以用了點酸棗仁，並不是因為這其中深藏的情愫，而是因為酸棗仁乃是一味治療失眠的好藥。接下來看一下酸棗仁為何能治療失眠。

失眠原因有多種，和肝腎脾胃心等均有關，這裡我只是說一下和肝之間的關係。

中醫認為肝藏血、主疏泄，為此周身的氣血是否充盈、循行是否順暢即和肝有一定的關係。肝血充盈，肝能正常疏泄一身之氣，則氣血平和，睡眠香甜。倘若肝血不足、血不養肝或者肝氣升發太過，則肝中的火氣就比較大。我們都知道火具有上炎之性，為此肝火大的人渾身會發熱，咽喉乾燥、眼睛發紅。因為肝火是往上走的，當其向上躥時會擾亂心神。心神不安，則晚上就易失眠。

對於肝火旺導致的失眠，用酸棗仁進行調理無疑是比較受益的。酸棗仁是一味酸味中藥。根據中醫五行理論，酸入肝，具有收斂之功，對肝火旺有較好療效。當然，只將肝火收斂住還是不行的，還需要滋陰補肝，使肝中的陰陽氣血平衡，這樣肝火旺盛的問題才能得以徹底解決。

酸棗仁味酸，顏色為紅色。中醫認為酸味具有滋陰之功，紅色能補血，這樣一來酸棗仁則集滋陰、補血、去火為一體了，自然有助於改善肝火旺導致的失眠症。鑑於酸棗仁去火養肝的功效，肝火旺失眠的患者可用酸棗仁進行食療。下面介紹一道酸棗仁藥膳——酸棗仁粥。

酸棗仁粥

炒酸棗仁三十克，大米一百克。將酸棗仁放入沙鍋中，加一千五百毫升左右的清水，小火煎汁，煎到剩餘一千毫升左右的水時去藥渣；大米淘洗乾淨，將大米放到藥汁中，熬到粥熟爛後即可食用。

這道藥膳可每天晚上喝一碗，每天堅持食用，直到失眠症徹底好轉為止。如果不方便用酸棗仁粥進行食療，也可以服用酸棗仁末沖劑。每天晚上準備三克酸棗仁，將其研碎，用開水衝開，加入適量的白糖調味後即可飲用，也有不錯的安神功效。

失眠比較嚴重的患者除了用食療法改善睡眠外，還應經常按摩穴位，睡前最好做一下暖身運動，這些舉措都有助於睡眠，提高我們的睡眠品質。若想透過對穴位進行按摩改善睡眠的話，不妨按摩太陽穴和印堂穴。

按摩太陽穴

對太陽穴進行按摩，只需要將大拇指放在太陽穴上，順時針對其按揉就可以了。每次可按摩三至五分鐘，力度不宜過大，應長期堅持。

對此穴位進行按摩不僅有助於改善睡眠，還能起到醒腦功效，因此頭暈頭痛者也可以對太陽穴進行按摩。

按摩印堂穴

印堂穴位於兩眉頭連線的中點處。對這個穴位進行按摩，可以將食指放在穴位所在處，上下來回推擦即可。有助於放鬆精神，緩解壓力，進而改善睡眠品質。

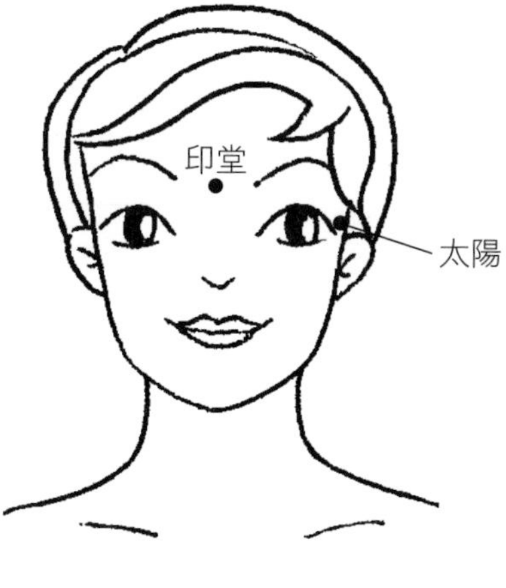

印堂穴、太陽穴

除了經常按摩外，還需要注意鍛煉身體，跑步就是個不錯的選擇。跑步不僅有助於促進睡眠，還有助於增強體質，從根本上解決睡眠問題。如果沒有時間做運動的話，可以在臨睡前做一些暖身運動，促進睡眠。

各式花茶，養肝消脂的保健靚茶

五行中肝屬木，脾胃屬土，木對土有一定的克制作用。倘若肝失疏泄，就會導致肝木對脾胃的克制作用太過，使脾胃的運化能力削弱。脾胃運化失常，導致脂濁痰濕積聚越來越多，就成了脂肪肝。患上脂肪肝的話，也可以用花茶進行調理，養肝護肝，還能美容養顏。

隨著年紀的增長，我發現我的一些小嗜好越來越多了。諸如越來越喜歡下棋，越來越喜歡和家人一起出去散步，越來越喜歡烹調，也越來越喜歡喝茶。以前喜歡喝綠茶，現在則喜歡喝花草茶。有的朋友和我開玩笑說：「花花草草都是小女孩的東西，你跟著湊什麼熱鬧?」我想了一下回敬他說，因為我想永遠年輕啊。朋友愕然，我則哈哈大笑。這雖然是玩笑話，但是飲用花草茶確實能起到保健功效。這裡我主要說一下中年人如何用花草茶來保健養生。

對於中年人來講，困擾他們最大的問題便是日漸凸起的肚子和不斷增粗的腰圍。這些人若是體檢，很多人都被告知有脂肪肝。有的患者向我抱怨，頭兩年還好好的呢，自到中年後這肚子就一天比一天大了，近兩年每年體檢都被告知有脂肪肝。他們急著讓我給想辦法治療，說實話，如果脂肪肝的程度比較輕，你不用找醫生，只要注重飲食、堅持運動，基本上都可以自行康復。那麼為什麼中年人患上脂肪肝的機率比較高呢?在給出脂肪肝的調治策略之前，我們先來瞭解一下你為什麼患上脂肪肝了。

中醫認為調暢氣機是肝主疏泄的重要功能。如果肝失疏泄，則一身氣機不能正常疏通和發散，就會導致氣鬱而不行。氣是血液津液循行的推動力，氣不能正常疏泄，血、津液、水都不能正常輸布，這樣一來則會導致血、津液、水內停。肝氣不舒除了會損傷肝外，還會影響到脾胃。五行中有肝木克脾土的理論，因此也不難看出脾胃的運化水穀精微的生理功能能否得以正常發揮，不僅和脾胃自身陰陽氣血狀況有關係，也受制於肝。倘若肝失疏泄，則脾胃也就不能正常轉化水穀精微。水穀精微得不到正常的消化吸收，糟粕不能及時排出體外，肝的解毒排毒負擔加重。在這種情況下，脂濁痰濕積聚越來越多，肝的疏泄、解毒之功越來越弱，於是則不可避免承受不住，任由脂濁痰濕入侵，形成脂肪肝。

考慮到脂肪肝的成因主要是肝失疏泄、脾胃運化失調，因此解決脂肪肝的問題就應從肝和脾胃著手，增強肝和脾胃的生理功能。因為身邊的脂肪肝患者也滿多的，所以我也給他們想了很多調治方法，諸如運動法、按摩法、飲食法……方法倒是不少，可真能堅持下去的人少之又少。後來我又想到了花茶調養法，於是便將這些花花草草調理脂肪肝的訣竅告知。下面我介紹兩種方法。

茉莉玫瑰花茶

紅色玫瑰花六朵、茉莉花三朵，檸檬片一小片，蜂蜜適量。將準備好的原料一併放到沙鍋中，加入適量開水，沖泡三至五分鐘，放入適量蜂蜜調味即可飲用。

「好一朵美麗的茉莉花，漫山遍野香也香不過它」，從這首讚美茉莉花的江蘇民歌中我們不難得知茉莉花非常芳香。茉莉花因為香氣濃郁，有「人間第一香」之稱。將其放在室內，花香滿室，人的心情也會舒暢不少。倘若再來一碗茉莉花茶，那無疑是更大的享受，周身不再緊張疲勞，身心舒暢，整個人一下子就放鬆了下來了。

茉莉花之所以能舒暢身心首先是源於其濃郁的芳香。對於芳香氣味的作用，《本草綱目拾遺》中說：「其氣上能透頂，下至小腹，解胸中一切陳腐之氣。」對於這句話要如何理解呢？我來簡單解釋一下。在前面我曾反覆說過肝具有主疏泄的功能，也就是一身之氣在肝的支配下得以循環不息。倘若肝不能正常主疏泄了，就會導致身體內的氣鬱結，鬱結時間長了，沒有推陳出新，就成了身體當中的陳腐之氣，是身體中的毒素，危及臟腑健康。不管是為了防止肝受到損傷，還是為其他臟腑健康著想，我們都有必要疏肝理氣，以去陳腐之氣，進而推陳出新。因為濃郁的茉莉花香能「理氣開鬱，辟穢和中」，因此不妨在辦公室或者家裡面擺放幾盆茉莉花，讓我們每天都有一個好心情。

當然，茉莉花不僅能聞，還能用來泡茶。用其泡茶也具有良好的行氣解鬱之功效。這是因為茉莉花味辛。中醫認為，辛味入肺，可促進肺對氣的宣發和肅降。肺對一身之氣的宣發和肅降功能增強，則有助於舒暢氣血，這也有助於改善由肝鬱不舒導致的脂肪肝。

除了上述作用外，茉莉花還能清涼解毒、平肝止痛，因此建議肝功能不佳者可常飲。

在沖泡茉莉花茶時之所以放點玫瑰花也是經過周密考慮的。肝能夠舒暢周身之氣，也受肝血的制約，倘若肝中貯藏的血液充盈，肝得所養，自然肝就可以正常疏泄一身之氣。反之，則會導致肝氣鬱結，進而患上脂肪肝。於是，我們在疏肝的同時補一下肝血也是有必要的。紅色玫瑰花能補血，還能行氣，自然可以和茉莉花強強聯手，改善身體不適症。

上面所介紹的這道花茶重在疏肝理氣。在疏肝的同時，也應健脾除濕。若想達到健脾除濕的目的，可以在沖泡上述花茶時放點茯苓，有較好的療效。下面我再介紹一道茶飲。

玫瑰花茯苓茶

茯苓四克，玫瑰六朵，陳皮三克。將準備好的原料一併放到沙鍋中，加適量開水，沖泡三至五分鐘即可飲用。

上面我所介紹的花茶，大家可根據自己喜好飲用。

老祖宗秘藏的「養肝氣功」，全面擊退亞健康的不適症

要全面擊退亞健康導致的身心不適症，可經常練習養肝氣功。經常練習氣功，可舒筋活絡，還有助於讓心安寧，不受外界邪氣干擾，降低對臟腑的損傷。總之，練習一下養肝氣功有助於強身健體。

很多人問我，在眾多的運動中最喜歡哪一種，我毫不猶豫地告訴他們：氣功。當聽說是氣功之後，難免有人瞠目結舌，原因是在他們的印象當中，氣功是神秘的，沒有一點根基根本練不好。實際上氣功並不神秘，只要我們掌握一定的方法，可以說人人都能成為氣功大師，都能用氣功來養護臟腑，進而達到祛病強身、益壽延年的目

的。

練習氣功為什麼能強身健體、益壽延年呢？下面來分析一下。中醫認為人身體當中有諸多經絡，經絡是運行氣血的。氣血充盈，在經絡中循行不息，則五臟六腑、周身百骸得到充足滋養，身體健康就得到了有效保證。倘若經絡堵塞，氣血無法循行，對臟腑的滋養之功下降，則人的抵抗力就會下降，身心就會出現不適感。可見，保持經絡暢通，保持氣血正常循行，是臟腑生理功能得以發揮的關鍵因素。

正是因為經絡有上述重要作用，為此在日常生活中人們總是不忘對經絡進行調理，有時候是有意識的，有時候則是不自覺的。諸如身體當中的某部位出現了疼痛感，我們會下意識地進行按揉，實際上這就是在對經絡進行刺激，進而疏通經絡，促進氣血循行，以緩解疼痛。中醫認為「通則不痛，痛則不通」，將經絡疏泄了，自然身體也就不疼痛了。

除了這些下意識的方法外，一些有意識地刺激經絡的方法也很多，諸如針灸法、拔罐法、艾灸法、刮痧法等，這些方法都是疏通經絡、祛病強身的有效方法。這些方法固然有不錯的疏通經絡之功，不過也存在一定的局限性，那就是很難將身體中的諸多經絡都照顧到。因此，若想整體疏通經絡，進而養護五臟中的肝的話，最好就是練一下氣功，將身體都活動一下，舒展一下筋骨，疏通一下經絡，讓氣血充分滋養五臟六腑。

因為這裡重點是疏通經絡以養肝，為此，可以練習「養肝氣功」。下面我來說一下具體方法。

養肝氣功

面朝東方，兩腳自然分開，與肩同寬，挺胸收腹，兩手臂自然下垂，肘微屈，全身放鬆，兩眼平視前方。用鼻呼氣，將呼入之氣沉入丹田，在這個過程中兩手緩緩上提，提至頭頂。兩手重疊，放在腦後，上身慢慢向右轉，兩目怒睜，用力呼氣，同時發出「噓」字音。然後保持自然呼吸，叩齒三十次，將唾液咽下。隨後，反方向做一次。

倘若練習時間長了，對這種功法的領悟越來越深刻，動作也越來越柔和，可以再深入一些，也就是說可以再加深一些難度，當然養生的功效也就更好。如何才能更深入一些呢？我建議大家在練習氣功的時候要靜心。心靜下來，往往可以起到抵禦外界誘惑、降低氣血的損耗，維持臟腑的健康。關於外界誘惑對身心的損傷，老子說：「五色令人目盲，五音令人耳聾，五味令人口爽；馳騁畋獵，令人心發狂；難得之貨，令人行妨。」當然，老子所說的這句話並不是說外界的誘惑就可以讓人眼睛盲、耳朵聾，而是說我們可以通過感官對外界的誘惑進行感知，隨之擾亂內心安寧。內心不安靜、平和，則津液氣血運行就容易受到擾亂，進而危及身體健康。為此不僅是練習氣功，就是平時我們也應該「無視無聽，抱神以靜，形將自正。必清必靜，無勞汝形，無搖汝精，乃可以長生」。

當你真能入靜後，則可以進行內視。所謂的內視也就是將注意力集中在所要調理的臟腑上。因為這裡我們練習的是養肝氣功，所以將注意力鎖定在肝上。想像著在你伸展身體的同時，肝中的氣血充盈，肝氣舒暢，受損傷的肝也得到了修復，全身陰陽氣血調和，整個人精氣神十足。

總之，只要我們長期堅持練習，並能讓自己的心靜下來，自然能暢通氣血、狙擊亞健康導致的身心不適症。

辦公室簡易養肝健身法，暢通氣血阻止亞健康的發展

辦公室一族經常對著電腦，加上久坐，時間長了可損傷肝，身體也就處於亞健康的狀態了。因此，建議辦公室一族一定要動起來，只有動起來，才能精氣神十足，才能養肝護肝。辦公室一族在辦公室養肝只需要一些伸展四肢，練一些養肝的小動作就能達到目的。

高女士是我的一名患者，她因為肩膀酸痛、頭昏腦脹、情緒不振來找我治療。在治療過程中，我瞭解到高女士工作壓力比較大，平時心情也比較壓抑，因此才導致上述不適症出現。我給愁眉不展的高女士提出了一點建議，那就是在辦公室裡面健身以

養肝。

高女士很不解地問我，好端端的為什麼要養肝呢？下面我就來說一下其中的緣由所在。我們都知道，現今很多上班族都用電腦辦公，以至於現在很多人一日離電腦就身心不安。每每遇到這樣的人，我都會開玩笑地說他們是患上了電腦症候群。

實際上這也並非是玩笑話。近來人們不僅透過電腦辦公，還透過電腦與外界溝通交流，瞭解外界的資訊變化。電腦確實讓人們的生活變得更加快捷，但同時人們的健康問題也越來越令人擔憂。

經常對著電腦最傷肝。這是因為經常對著電腦螢幕，眼睛一整天也得不到休息，這會導致過度耗損肝中氣血。時間長了，肝中氣血就呈現虧虛狀態。肝中氣血虧虛，肝失所養，自然就會出現諸多的健康問題。諸如眼睛乾澀、疼痛、渾身乏力等，都是肝中氣血虧虛的典型症狀表現。

再者就是我們長時間坐著，不起來活動，會導致氣血瘀滯。氣血是維持人體生命活力的最基本物質，氣血失和會導致多種疾病。對此，《黃帝內經．素問．調經論》說：「血氣不和，百病乃變化而生。」因此，我們就需要運動起來，養肝增強肝的生理功能，以補肝血，促進肝主疏泄的功能。肝血充盈，肝氣正常疏泄，則身心就能健康。因此，建議辦公室一族，不要經常對著電腦，最好抽出時間進行適當運動，以養肝名目，舒筋活絡促進氣血的循行，維持臟腑的正常生理功能。

有的人說自己也想運動，可是工作非常忙，根本沒有時間。對於像高女士這樣的辦公室一族來講，因為每天都要忙於工作，回到家裡還要操持家務，留給自己的時間是少之又少。那麼，這些人該如何養肝護肝呢？我可以直截了當地告訴大家，不要什麼事情都回家做，你在辦公室就可以了。呵護肝一樣，也能在公司裡面完成。諸如趁著中午休息時間出去曬曬太陽，經常站起來活動一樣，經常揉揉眼部穴位，多喝水等，這些舉措都能對肝達到良好的呵護功效。除掉上面這些實用小方法之外，你還可以在辦公室伸伸胳膊伸伸腿，將身體好好舒展一下。下面我介紹幾種辦公室養肝運動法，希望能幫助辦公室一族緩解壓力，放鬆身心。

頭部轉動，呼吸

直立，兩腿分開，與肩同寬，雙手側平舉。頭部輕柔地向右側傾斜，將右耳輕放於右肩上，在這個過程中呼氣，保持一會兒，吐氣，恢復到起始狀態。然後，再將頭部輕柔地向左側轉動，在這個過程中呼氣，保持一會兒，吐氣，恢復到起始狀態。可做三至五分鐘。在做這個動作的過程中，閉上眼睛試想自己正置身於優美的自然環境中，效果自然更佳。經常練習此動作，不僅有助於養肝，對預防頸椎病也比較有幫助。

肩膀轉圈、聳肩

曲肘，將小臂放到身體前面，拳心相對。然後肩膀往前轉圈，注意肩膀朝後移動時，胸脯就往前擴張，做二分鐘。然後肩膀往後轉圈，堅持二分鐘。然後放下兩臂，朝耳朵聳肩。在這個過程中，頭部要盡可能向上延伸，手臂要盡可能向下延伸。可堅持二分鐘。做完後，閉上眼，放鬆，體會脖子、肩膀、手臂等處有一股柔和、輕盈的能量。

上述運動方法都比較簡單，比較適宜在辦公室練習。總之辦公室一族一定要讓自己的身體動起來，這樣才可能增強體質，防範疾病發生。

背部養肝穴，疏肝安臟腑防治亞健康

有位朋友新買了輛車，成為有車族之後，酒喝得倒是比以前少了，但是菸抽得卻多了，工作也更拼命了。周圍的人都說他是拼命三郎，過於拼命的後果就是，工作並無多大進展不說，身體倒是虛衰了。我和他開玩笑說你以為你夠強，但是你不可能永遠強下去。朋友無奈地說自己的身體真是不行了，讓我趕緊給想想辦法調理一下。

考慮到朋友的實際情況，我建議他每天晚上下班之後去我家一趟，我為其進行調理。從那以後，每天晚上八點左右，朋友都按時到達。由於朋友過於勞累，加上菸抽得勤，已經損傷了肝，為此我選了後背上的幾個穴位，採用按摩和艾灸的方法，來保肝護肝。後背上的幾個養肝穴位是肝俞、脾俞、腎俞、胃俞。

我選這幾個穴位是經過充分考慮的，它們都是背俞穴，背俞穴是五臟六腑之精氣輸注於體表的部位，對此，《類經》中說「十二俞皆通於臟氣」。正因為背俞穴是五臟六腑之精氣輸注於體表的部位，為此只要對背俞穴進行刺激，就能調節臟腑功能、振奮人體正氣。人體正氣足，身體免疫能力增強，自然也就有助於養肝護肝。那麼，為什麼不選擇其他穴位，而單單選擇了以上這幾個穴位呢？這也是經過縝密考慮的。

中醫認為腎為先天之本，藏精。腎精可以化生腎氣，而腎氣又決定著一個人的生長壯老已，為此補腎氣是強身健體、益壽延年的有效手段。腎中所藏的精除了可化生腎氣外，還可化血。當然，血也可以生精。正因為精血之間可以相互轉化，為此中醫裡面有「精血同源」的說法。在前面我們說過，肝藏血，血可養肝，而腎精又可以化血，為此通過補腎就可以補肝。

下面我再來說一下為何要按摩脾俞穴和胃俞穴。如果說腎是先天之本，那麼脾胃就是後天之本。也就是說，脾胃和你後天體質的好壞息息相關。脾胃之所以可決定後天體質的強弱是因為脾胃可將吃進去的食物轉化為氣血，而氣血又是臟腑生理活動的物質基礎，直接決定了臟腑生理功能的強弱。因此不管你如今身體健康如何，也不管你是出於養護哪一個臟腑的需要，都應重視調養脾胃。如果脾胃功能不佳，即使你付出再多也是無濟於事的。基於以上原因，我選用了脾、胃俞穴。

我還選了一個穴位即肝俞穴。肝俞穴是肝的元氣在身體背部會聚的穴位，對這個穴位進行刺激，可激發肝中的元氣，能達到養肝功效。下面我們來瞭解一下要如何對以上穴位進行刺激。

按摩腎俞穴

將兩手的大拇指放在穴位所在處，對其按揉即可，每次可按揉三至五分鐘，應每天堅持。

久坐、性生活頻繁、過於勞累等都會傷腎。腎受到損傷，患者會出現腰酸背痛、眩暈耳鳴、華髮早生、男性陽痿、早洩、遺精、不育、女性月經病、不孕等症。因此即使不是出於養肝的需求，也應重視養腎，預防和腎有關疾病的發生。養腎，對腎俞穴進行刺激是一個頗為有效的方法。對這個穴位進行按摩，

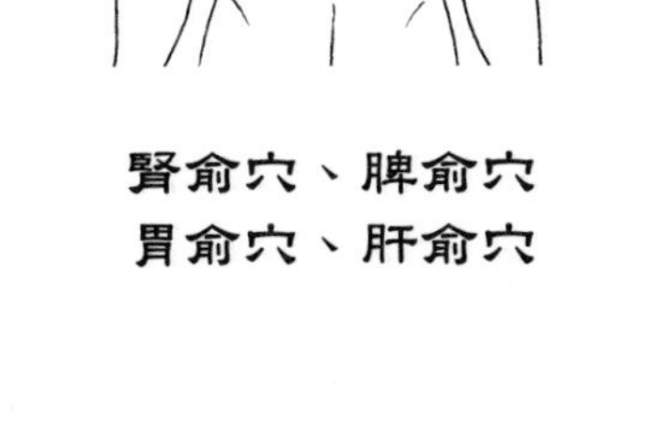

腎俞穴、脾俞穴
胃俞穴、肝俞穴

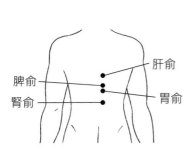

上述問題均可得到不同程度的緩解。

艾灸脾俞穴

在日常生活中，因為一些生活瑣事，人的情緒難免抑鬱；情緒抑鬱導致肝氣鬱結；肝氣侵犯脾胃，人就會沒有食慾。為此平素應重視呵護脾胃。呵護脾胃可艾灸脾俞穴，這樣可將脾中的濕熱之氣散出去，改善脾的功能。

將艾柱對準穴位，直接艾灸就可以了，每次可艾灸三至五壯，熱量以患者能承受為限度。在艾灸時，穴位周圍不可避免會出現刺痛感，為了緩解疼痛可在穴位周圍進行拍打，可減輕痛感。

我之所以選用艾灸法，是因為艾灸激發真氣的功效比較強。對此《扁鵲心法》中指出：「夫人之真氣，乃一身之主宰，真氣壯則人強，真氣虛則人病，真氣脫則人死。保命之法，艾灸第一。」因為脾胃之氣就是真氣，就是元氣，因此我用艾灸以增強脾胃的功能。

按摩胃俞穴

將手掌心放在穴位所在處，可以上下對其進行推按。每次推按二分鐘即可，推按前可塗抹一些精油，以防對皮膚造成損傷。

按摩肝俞穴

將大拇指放在穴位所在處，對其進行按揉即可。按揉的力度要適中，以患者能承受為度，每次可按摩三分鐘。

除了以上方法外，我還給大家推薦兩招簡單易學的護肝保健操。希望能幫助我們徹底將肝呵護好。

養肝保健操

兩腳分開，與肩同寬，然後雙臂側平舉，掌心向下。深呼吸，將身體慢慢向左轉，保持一會，吐氣，還原，做八次。然後，反方向做。注意，在做這個動作的過程中，上身應保持正直。上述動作可舒展胳膊、肩膀。

因為肝具有升發之性，而上述動作也就是以伸展為主，為此能起到養肝護肝的作用，有助於疏肝解鬱，還可以緩解肩膀和後背的緊張感。此外，還能改善便秘。這是因為上述動作也可以按摩臟腑器官，增強臟腑的生理功能，加快腸胃的蠕動。建議上班族經常練一下。

第三章

肝好心情好，養肝是幸福人生的大計

少發怒是養肝調神的根本

怒最傷肝，影響肝藏血、主疏泄的功能，為此我們一定要少發怒，只有這樣才能養肝調神，讓自己每天都有一個愉悅的心情。

有個患者和我講，最近精神恍惚，晚上經常做噩夢。我問他最近是不是情緒有點過火，沒想到患者歎了口氣很無奈地說道：最近家裡忙著裝修，由於裝修的事情擾亂了自己的正常生活，吃不香睡不好，加上有點勞累過度，為此心中的火氣也就比較大；心中有火無處撒，就只能和家人生氣；時間長了，家庭關係也受到了影響，為此心中就更懋悶。患者說完，我拍了拍他的肩膀，驚訝不已地說道；你也太不愛惜自己的身體了，又是怒又是氣的，你還真是和自己過不去。

根據患者的實際情況，我告訴患者一定要立即養肝，否則就不是肝鬱不舒這麼簡單的事情了，說不定還會引發脂肪肝、肝硬化、肝炎等疾患，甚至還可能導致肝癌。當然，除了要養肝外，也應重視養脾。這是因為怒傷肝，氣傷脾。

中醫認為肝為將軍之官，之所以將其稱為將軍之官是因為肝主謀略、決斷，還有一點很重要的原因就是肝不能受一丁點委屈。它喜歡柔和的情緒，當情緒平和時，肝也就因此舒暢；一旦情緒不穩定，肝就會受到損傷。當然，當肝的生理功能異常時，肝也會以一種比較強硬的態度告訴我們它出問題了，這種強硬的態度就是怒。如果你性情急躁、易於發怒、不能自制，很可能就是肝這位大將軍在身體裡面興風作浪。可見，肝怕怒，只要我們做到不怒就能養肝護肝。將肝養護好了，心神安定，氣血舒暢，身體自然也就好了。

雖然很多人知道怒傷肝，但有時候還是控制不了，畢竟總會遇見讓人憤憤不平的事情，自然而然這火氣就上來了。有人說：「你不是說怒傷肝嗎？我不發火，我把這火氣給它憋下去。」如果你也是這樣的人，我告訴你，千萬別這樣做，否則反而更傷肝。我們的身體是有一定的調理機能的，你不幫它排泄，它自己自然要想辦法將這火氣泄掉。身體如何將火氣泄掉呢？很簡單，以病的方式。肝硬化、肝癌，實際上也就是經常忍氣吞聲釀成的苦果。對於女性來講，如果經常將憤怒憋悶在心裡，還有可能患上乳腺增生、乳腺癌、痛經、閉經等症，嚴重的話還可能導致不孕。

為此，我們要「該發火時就發火」。發火是很有講究的，發火不是讓你變得不可理喻，也不是讓你隨心所欲。那麼，這火氣要如何發洩呢？我告訴大家，做運動是個不錯的方法。做運動既可轉移注意力，又能促進肝排毒和氣血的流通，有助於強身健體。當然，運動最受益的還是肝。中醫認為肝主筋，筋需要肝中精血的濡養。反過來，舒筋活絡則有助於養肝。下面我介紹幾招動作，以幫助大家透過運動的方法達到養肝護肝的目的。

揉肩式

兩腳分開，與肩同寬，將雙手展開，然後將指尖放在肩膀上，往前劃圈，保持均勻呼吸。堅持一分鐘後，向後劃圈，堅持一分鐘。這個動作有助於促進上半身的氣血循環，改善上半身肌肉緊張的情況，很適合辦公室一族。

展腿式

平躺在床上，放鬆，然後將兩腿伸直，盡可能向兩側打開。也可以採取坐姿，將雙腳分開，自然擺動，也有助於舒筋，進而達到養肝之功。

蝴蝶式

坐下屈膝，腳心相對，腳掌併攏，雙手抓住腳尖，上身盡可能往腿上貼。在這個過程中，上身要挺直，呼吸要均勻。上述動作不僅有助於養肝，還有助於緩解周身的緊張感和疲勞感，也能夠增強免疫力與抗病能力。

除了透過運動養肝止怒，還應注意心理調整。人生在世短短幾十年，何苦和自己過不去呢？《老老恒言・燕居》說：「雖事值可怒，當思事與身孰重，一轉念間，可以渙然冰釋。」為此，我們不妨豁達一點：只要心裡面豁達了，很多事情就可以大事化小，小事化了。那麼，如何才能讓自己變得更豁達呢？這裡我提幾點建議。

多為別人想一想

人們做什麼事情都喜歡從自己的角度出發，如果我們能經常替別人想一想，多體諒別人，那麼人際關係就會得到改善，心理上也會因此很愉悅。心中愉悅，沒有了憤怒的情緒，自然肝也就健健康康的了。

踏踏實實做人

對待工作要勤勤懇懇，對待生活要認認真真，只有這樣心裡才不會產生不安的情緒，生活也就比較開心。認真做好手頭上的每一件事情，不要畏懼眼前的困難，要以一個良好的心態去面對生活中的每一天。相信，你的笑容一定讓你生活得更加幸福快樂。

多吃青色食物，養好肝心情棒

根據中醫五行理論，青色的食物可以通達肝氣，能達到很好的疏肝、解鬱功效，此外還可幫助肝排毒，增強肝的生理功能，達到養肝護肝的作用。

我有個朋友從事服務行業，我們大家都知道服務行業要上晚班，因此作息習慣沒有規律。晚上別人都休息了，他才急匆匆從公司下班回家，回來洗漱完就差不多晚上十一點半左右了。雖然睡眠不規律，但身體狀況一直不錯，這讓其他人很羨慕。朋友說，他經常熬夜，身體還一直不錯，原因就在於注重飲食。每個星期他要喝二次鯽魚豆腐湯，此外就是除了早飯外每頓飯都要吃青菜。當然，除了注重飲食外，他也堅持運動。可以說飲食和運動成就了他的好身體。

對於運動強身健體的功效，這裡我暫不談及，下面我就說說食用青色食物的好處。中醫認為「人臥則血歸於肝」，當我們沒有上床休息的時候血沒有回歸於肝中，對肝的滋養之功下降，由此對肝造成損傷。再者就是晚上人上床休息後，肝血充盈，肝的各項生理功能也相對處於一個比較活躍的狀態。此時，肝解毒的功能也就比較強勁，開始對忙碌一天的身體進行大掃除，及時將身體中的各種毒素諸如瘀血、痰濕、寒氣、食積、火毒等排泄掉，避免這些毒素損傷其他臟腑，加重其他臟腑的負擔，加快其他臟腑的老化程度。

肝排毒時間是晚上十一點到凌晨一點，因此在這段時間內一定要進入熟睡的狀態。如果沒有進入睡眠，久而久之肯定會傷肝。肝損傷，會嚴重威脅我們的健康，時間長了會引起慢性肝炎、肝纖維化、肝腹水、肝硬化等各種疾病。

有的人講，他也知道睡眠的重要性，知道睡眠不足時間長了容易虧氣虧血，再者就是心情也容易煩躁，集中不了精神；可是沒辦法，客觀現實條件不允許。對於這些人來講，唯一能做的就是將對肝的損傷程度降到最低。如何將對肝的損傷程度降到最低，讓我們每天都有一個好心情呢？有一點很關鍵，就是多攝入青色食物。

根據中醫五行說法，肝屬木，而青色也屬木，因此青色食物可養肝。適當攝取青色食物有益肝氣循環代謝，還能消除疲勞、舒緩肝鬱、增強免疫功能、幫助肝排毒，可見增加青色食物的攝取量是一種有效的養肝手段。日常生活中常見的青色食物諸如花椰菜、毛豆、菠菜、竹筍、芹菜等都可食用。

呵護肝，可將青色食物和紅色食物相互搭配，有助於增強養肝的功效。根據中醫五行理論，紅色食物可補血。我們經常吃點紅棗、山楂、番茄、蘋果、牛肉、羊肉、櫻桃、荔枝等紅色食物，將身體中的氣血補足了，肝血的濡養功能就增強了。下面我介紹一道青紅兼有的養肝食療方。

花生仁拌芹菜

芹菜三百克，花生米二百克，植物油、精鹽各適量。鍋燒熱，放適量植物油，油熱後放入花生米，炸酥，注意花生米一定不要去皮；芹菜去葉和根，洗淨，切段，用開水焯一下，晾涼；將晾涼的芹菜段放到盤子中，將花生米灑在上面，然後放入精鹽調味即可食用。

如果喜歡喝湯，也可以用芹菜根和紅棗煮湯。

芹菜紅棗湯

準備芹菜根五個，紅棗十個，將上述原料洗淨後，放入沙鍋中，加適量清水燉湯即可，喝湯時可加入適量的精鹽調味。

上述食療方中的芹菜除了可養肝，還可降血壓、降血脂，同時還有一定的鎮靜和保護血管的作用，因此經常吃芹菜可預防心腦血管疾病。

如果平素心中經常煩躁，這表明肝已經疲勞了。緩解肝疲勞，改善心中煩躁的狀態，可用冥想的方法進行調理。

冥想

深呼吸，然後放鬆身體，將雙眼注視屋裡面的花草，一直盯著，儘量不要眨眼。

當雙眼出現疲勞感後，慢慢將眼睛閉上，深呼吸，讓眼睛盡可能得到休息。在這個過程中，你不妨想像著你已經置身於廣袤的大自然中，柔軟的枝條在隨風搖擺，蝴蝶在翩翩起舞，流水歡快地奔騰著，小鳥在陽光下雀躍。置身於大自然中的你，呼吸著新鮮的空氣，遠離一切壓力與困擾，內心是從未有過的安靜。

常食薺菜，養肝解困精神爽

薺菜因為對溫度的要求比較低，因此春天一到，薺菜便隨之破土而出了，所以人們也將其稱春菜。春天食用可疏肝解鬱、降肝火，對呵護肝有益。

每每到了春天，我就饞了，饞野菜餡餅、野菜盒子、野菜餃子。於是，只要有閒置時間就會提個小袋子和很多老人一樣往野外跑，雖然每每收穫都不多，但至少還可以解解饞。朋友說：「何苦呢？直接在菜市場買點不就得了？什麼野菜沒有？」我告訴朋友，戶外的野菜紮實，這種紮實之性必定也能喚起我心中的激情，讓我在陽春三月不至於每天暈暈乎乎的。

有的朋友可能會說，這也太玄了吧？這實際上只是我食用野菜的一點感悟而已。當然，每個人食用野菜產生的情愫必定還是不一樣的，不過有一點是相同的，那就是春食野菜益處多。諸如魚腥草、蕨菜、枸杞芽、馬齒莧、地米菜、蒲公英和車前草等都可以食用。下面我來說一下食用薺菜的好處。

上述野菜對健康皆有益，我之所以要重點說一下薺菜是因為薺菜回春比較早。早春一到，薺菜也就在田間地隴上冒出了頭，因此早春時節人們也就有了口福。將薺菜挖回家，燉湯、乾炒，均味美。當然，春天清幽幽的薺菜不僅清香味美，還能達到養肝明目的功效。

中醫五行學說認為肝屬木，和樹木一樣具有升發條達之性，而春天正是樹木盡情伸展的季節，為此也是肝主升發旺盛之際。肝正常升發則肝健康，如果升發不暢就會肝鬱，升發太過就會化火。不管是肝鬱還是肝火大，都會損傷肝。肝受到損傷，就會影響到眼睛健康，患者會出現眼睛乾澀、脹痛等症。當然，患者還會出現頭暈目眩、情志不舒等症。如果肝升發太過，影響了氣血循行，還會導致血壓升高。因此，春天一定要小心翼翼將肝呵護好。

春天對肝進行呵護，《黃帝內經》中給出了一套辦法，具體就是不殺生，要保持愉悅的心情，要穿寬鬆的衣服，要早睡早起。我認為除了以上養肝舉措外，還有一點也是非常重要的，那就是陽春三月不妨食用薺菜。

春天養肝，吃點薺菜無疑是一種比較有效的方法。薺菜是早春的青色野菜，中醫認為青色入肝經，可疏肝解鬱、清肝火，為此春天食用薺菜即可促進肝陽升發，同時還能預防陽氣升發太過而傷肝。除了養肝外，還能強健脾胃之氣。中醫認為甘味入脾胃經，可補脾氣，促進消化。薺菜就是一種甘味食材，食用可養護脾胃。正因為薺菜有良好的保健功效，民間流傳著「陽春三月三，薺菜當靈丹」這樣一句諺語，可見食用薺菜必定對健康有益。下面介紹幾種薺菜的食用方法。

枸杞薺菜豬肝湯

豬肝二百克，薺菜二百克，枸杞十克，精鹽、料酒、雞粉、麻油各適量。豬肝洗淨，切片；薺菜洗淨，切段；枸杞洗淨；將豬肝、枸杞放到沙鍋中，加適量清水，小火燒開，等豬肝快熟時放入薺菜、精鹽、料酒、雞粉、麻油，煮沸五分鐘即可食用。

這道食療方中的枸杞肝腎同補，可補腎生精，補肝血。豬肝也是最佳的補肝補血食材。可見這道藥膳可從多方面達到補肝養肝的功效。

薺菜豆腐湯

薺菜一百克，胡蘿蔔一根，嫩豆腐二百克，香菇三朵，精鹽、植物油各適量。胡蘿蔔去皮，洗淨，切小丁；香菇用清水泡發，洗淨，切小塊；豆腐切成小丁；薺菜洗淨，切段；將準備好的原料一併放入沙鍋中，加適量植物油，然後再放入適量清水，小火慢燉，燉到上述食材熟爛後即可食用。

上述食療方不僅有助於養肝，還能補虛強身，為此可經常食用。

除了飲食上的調理外，再配合穴位按摩，效果會更好。春天如果用穴位按摩的方法呵護肝的話，不妨按摩陽陵泉。有的患者問我：陽陵泉是膽經上的穴位，按摩這個對肝能有什麼好處？

我告訴大家，陽陵泉雖然是膽經上的穴位，但對這個穴位進行刺激卻能刺激食慾、清肝瀉火、寧心安神。這是何故呢?中醫認為膽可分泌膽汁，膽汁可配合脾胃加快食物消化，這樣有助於身體對營養物質的吸收，能補氣血，這便是對陽陵泉進行刺激可以促進食慾的原因。再來瞭解一下為什麼能清瀉肝火。相信大家都知道「肝膽相照」這樣一個成語，根據中醫理論，肝膽互為表裡，為此二者在功能上可以相互促進，在病理上也就可以相互影響。基於此種原因，對膽經上的穴位進行刺激也能達到養肝的功效。我們堅持對腿上的陽陵泉進行刺激，能疏肝利膽。

按摩陽陵泉

將大拇指放在穴位所在處，其餘四指併攏托住腿肚，用力按揉三分鐘。當然，也可以用艾灸的方法。只需要將艾柱點燃，對準穴位就可以了，每次可艾灸十五分鐘左右。艾灸的話應注意防止燒傷、燙傷。

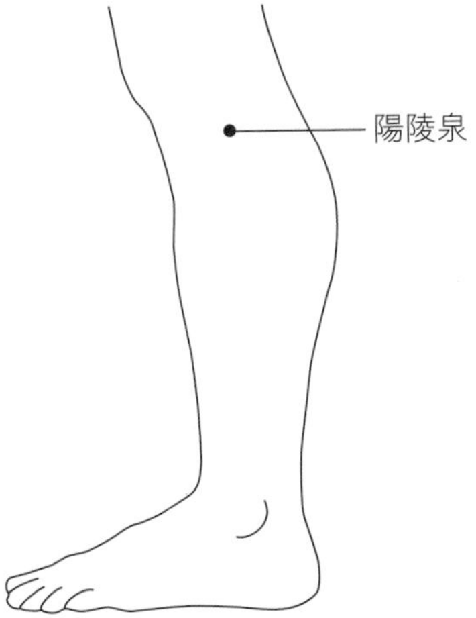

梅花茶可舒肝，鬱悶之氣全掃光

在百花凋謝之時，唯有梅花生機勃勃，因此古往今來很多文人墨客都對其禮讚有佳。梅花不僅可供觀賞，還可泡茶。

寒冬季節，總是有一些東西會讓人的心頭暖融融的。諸如朋友贈送的手套、家人燉的排骨湯、自己親手沖泡的梅花茶。如果說前兩種東西所傳遞出來的溫暖是來自於外的話，那麼梅花茶所給我的愛則是來自於內。我想，我們不僅有責任有義務愛別人，也有責任呵護好自己的身體。梅花茶就是我呵護身體的法寶。那麼，這梅花茶究竟有何功效呢？下面就一起來看一下。

梅花茶的主要原料為梅花。最簡單的沖泡方法就是將幾朵梅花放進茶壺中，然後倒開水進去，隨之蓋上蓋子。梅花在開水中優雅地綻放，那一刻似乎可以聽見它們綻放的聲音，心中的感覺是那般美好。隨著花朵一點點展開來，淡淡的香氣飄散到了鼻翼。深深呼吸一口，整個人都為花的香、花的美深深陶醉了。

當然，還有其他的沖泡方法。諸如你可以將梅花和枸杞放在一起泡茶，還可以將梅花與玫瑰一併泡茶喝，也別有一番詩情畫意。有一段時間，我曾深深迷戀上了潔白如雪的梅花，自然每日都要用梅花泡茶喝。倘若到了梅花綻放的季節，我甚至還不辭勞苦地跑到郊外，採集一些梅花回來泡茶，並給茶水取了一個非常好聽的名字，即「梅花甘露」。

不過，我要告訴大家一個小秘密，這樣泡出來的茶還不是最香的。倘若在梅花綻放的時候下一場雪，那就再好不過了。這時候採集一些梅花，放到地上，進行晾曬，曬好後泡茶味道極佳。這是因為梅花經了雪浸，再染上土氣，其味道會更加綿厚和幽香。只可惜，這種梅花茶我只品嚐過一次，後來再也沒機會喝過這種梅花茶。

除了沖泡梅花茶的梅花有講究，沖泡的器皿也是很有講究的。若是想喝出味道，喝出健康，不要用鐵壺或者玻璃壺沖泡，最好用陶瓷器皿，如此方能泡得一壺好茶。

有的人問我為何如此愛梅，我笑著告訴他們：不僅僅是我，自古至今很多人都愛梅，很多詩人還詠梅。詩人白居易曾寫詩讚美：「三年悶悶在餘杭，曾與梅花醉幾場；伍祖廟邊繁似雪，孤山園裡麗如妝。」這首詩寫出了詩人鬱悶心情的同時，也寫出了梅花的高潔典雅。當然，梅花並不僅僅只是能帶給我們美好感覺的觀賞品，它還具有一定的保健功效。這也是我經常用梅花泡茶的原因。

中醫認為梅花可疏肝解鬱，因此肝鬱者不妨用梅花進行食療。中醫認為肝具有主疏泄的功能，可將一身之氣發散到全身各處。只有肝的疏泄之功正常，我們才能精氣神十足，心情也才能愉悅，容顏也才能美麗，身體才能健康。倘若肝不能正常疏泄了，則氣滯血瘀，身體中的各種毒素就會堆積，引發疾病。這實際上也是很容易理解的事情。氣血是什麼?氣血就是滋養臟腑的營養物質，肝鬱住了，不能正常行氣行血了，氣血也就不能及時到達臟腑、肌膚而完成滋養的任務，這樣一來臟腑的動力來源不足，生理功能下降，疾病隨之而來。這也就是為什麼氣血不足患者容易患病的原因所在。

因為肝不能鬱，因此一旦有肝氣鬱結的症候，就需要及時將其發散開。發散肝鬱結之氣一般用理氣的藥物。不過，大多數理氣藥味辛性溫，對用的時間長了或者是原本就陰虛的患者來說，很可能會加重陰虛症。為此，不適宜大多數人用其疏肝解鬱，也不適合長時間用其改善肝鬱導致的身心不適症。那麼，有沒有一種方法可以規避這個弊端呢？答案是肯定的，用梅花食療即可。梅花味酸性平，不僅可疏肝解鬱，還能滋陰養肝。同時因為其性平，又不至於損傷脾胃，為此適合長時間用其發散肝鬱導致的身心不適症。對梅花的這一作用，《神農本草經》中說：「梅實味酸平，主治下氣，除熱煩滿，安心。」可見梅花不僅疏肝解鬱，還能安心除煩，的確是調理身體、呵護健康的上品。

上面說了很多梅花的功效，也粗略提到了梅花茶的沖泡方法。這裡再詳細介紹一下。

梅花茶

白梅花五克，綠茶五克。將白梅花和綠茶一併放到陶瓷壺中，用沸水沖泡五分鐘即可。

有的朋友問我，除了上述方法外，有沒有其他梅花疏肝解鬱的食療法。我告訴他們：除了用梅花泡茶飲用外，也可以用梅花煮粥，每天食用一小碗，也能養肝護肝。

下面我就給大家說一下如何用梅花煮粥。

梅花粥

白梅花五克，粳米八十克。將粳米淘洗乾淨，將其放到沙鍋中，加入適量清水，大火燒開，然後轉小火燉到粥熟爛後，放入白梅花再次煮開，即可食用。

細細品味梅花粥味道香甜，雖然是粥，但仍不失為一道美味。吃著清淡香甜的粥，養著肝，真是一件樂事。倘若脾胃功能不好的話，也可以將粳米換成小米，疏肝滋補脾胃功效更佳。

子睡肝，午睡心，安排好午睡有益好心情

說起睡眠，我想到了這麼一個人，此人是宣導睡眠養生的大家，戰國時赫赫有名的醫生文摯。文摯精通醫術，儘管他是宋國人，但是其他國的君主也請他治病養生，齊威王就是其中一個。

齊威王因政務比較繁忙，休息的時間比較少，考慮到時間長了傷身傷心，於是他就想讓文摯給他想兩個有效保健養生的方法，既能強身又不至於耽誤國家政事。瞭解到齊威王的想法後，文摯確實給出了一個辦法，這個辦法就是睡覺。對此，他對齊威王說養生睡為先，如果一晚上睡不好的話，那麼一白天也恢復不過來。

相信對於文摯的睡眠養生說，很多人會覺得誇大其詞。有的患者就曾和我說過，一晚上睡不好固然傷身，但也不至於像他說得那麼誇張啊。現代的人們都晚睡，這已

經成了一種習慣了。的確，就像一些患者所說的那樣，現今受各種因素影響，晚睡似乎並不是什麼稀奇事。但是，相信大家一定不知道，這些晚睡的人中有很多人的身體實際上是不健康的。諸如有的人血壓高，有的人情緒經常憂鬱，有的人可能還是肝炎患者……

大家想想，為什麼會出現以上諸多的健康問題，有一個很重要的原因——睡得不好。我可以直截了當地告訴大家很多疾病其實並不是累出來的，而是熬出來的。你睡眠不足，身體免疫能力下降，不利於臟腑休養生息，時間長了病自然也就來了。很多人一直以為工作勞累是生病的主要原因，但實際上如果你休息好了，就會精力十足，可以輕輕鬆鬆完成工作，身體一般情況下也不會出現這樣或者是那樣的問題。這也就是為什麼很多人可能比你還忙，但身體卻比你要好很多的原因所在。瞭解到睡眠的重要性之後，相信很多人就會比較關注如何睡這個問題。

如同吃飯一樣，睡眠也是一門學問。若是想有一個良好的睡眠，只要掌握一點就可以了，即「子睡肝、午睡心」。所謂的「子睡肝」就是子時，也就是晚上十一點至凌晨一點這段時間內就要進入深度睡眠，有助於養肝膽。

中醫認為子時是膽經當令的時間，如果在這段時間內不能酣然入睡的話，會損傷膽氣。膽氣不足，就會損傷其他臟腑。對此中醫裡面有這樣一句話：「十一臟腑皆取決於膽。」也就是說，其餘臟腑生理功能的強弱均和膽息息相關。若是在膽經當令的時間，你沒有進入熟睡狀態，膽氣升發不起來，身體的免疫力就會下降，臟腑也會虛衰，進而生出各種疾病來。為此子時一定要入眠。

子時一過，就到了丑時，丑時也就是淩晨一至三點，這段時間是肝經當令，為此這段時間內也應進入深度睡眠。你睡得越香，肝就越可以有效地將血液貯藏，對自身遭受到的損傷進行修復。哲學上有一條理論是量變會形成質變，因此你不要去管以前怎麼樣，不妨從現在開始制訂你的睡眠計畫，休養生息一個月，你就會發現不僅你的氣色越來越好，身心也越來越舒暢，這實際上就是量變達到了一定質變的結果。

有的患者講，睡眠計畫是制訂了，可是上床了睡不著啊，一點睡意也沒有。對此，有沒有什麼改善策略呢？別著急，我給你想想辦法。首先建議大家在上床睡覺前一定用熱水泡泡腳，這有助於促進睡眠。此外，就是上床休息後不要說話。古人宣導「食不言、寢不語」，意思是你吃飯的時候不要說話，這樣有助於促進消化；睡覺的時候也不要說話，這有助於促進睡眠。為此上床睡覺時，不要說話，什麼事情也不要想，盡可能全身放鬆，相信這有利於醞釀睡覺的氣氛。此外，不妨按摩一下內關穴和湧泉穴。

按摩內關穴

必須指出，每次按揉內關穴的時間應該控制在二十至三十分鐘。按揉的強度應以病人能耐受為度。用左手的拇指尖按壓右內關穴上，左手食指壓在同側外關上，按捏十至十五分鐘，每日二至三次；再用右手按壓左側的穴位，反覆操作即可。按揉內關一學就會，隨時可做，隨地可施，分文不花，屢用屢驗，是名副其實的大眾化保健治病的穴位之一。

醫典中說「內關掃盡胸中之苦悶」，每天按一按內關穴，再熱的天氣都不用怕了。中醫認為，心臟病的發病原因是心包經和心經這兩條主要的經絡不活躍、不通暢。按摩了內關穴能使它活躍，對於緩解心痛、心悸、胸悶等症狀都很有效。內關穴位於手腕的橫紋上方，橫放上食指、中指、無名指，中間就是內關穴的所在了。心中有無名煩悶的人，稍用力按上去便會有酸痛的感覺。

按摩湧泉穴

在手法上，除了點按之外，還可以用拇指從足跟推向足尖，這個方法稱之為「推湧泉」，每天推五百次左右，可以根據自身的情況而定。用手掌緊貼足心，快速摩擦至發熱，這也是一種按摩湧泉穴的方法，被稱為「擦湧泉」。兩足交替進行也能達到保健作用。

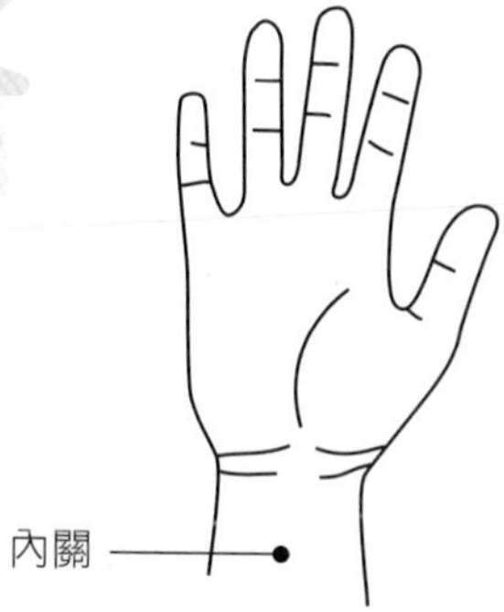

內關穴

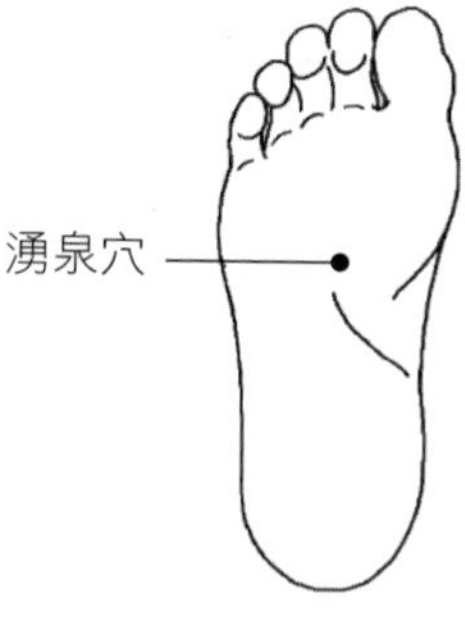

湧泉穴

午時（十一點至十三點）「合陽」時間則要小寐，休息三十分鐘左右即可，最多不要超過一小時。即使不能夠睡覺，也應「入靜」，使身體得以平衡過渡，提神醒腦、補充精力。我們來看個實例：居住在熱帶和地中海地區的人，比居住在北美和北歐的人患冠心病的機率要低，而前者恰恰就有午睡的習慣！美國太空總署的科學家研究發現，二十四分鐘的午睡，能夠有效地改善駕駛員的注意力與表現。

社會競爭的激烈，生活節奏的加快，使得很多人成天埋頭工作，無暇顧及午休。其實，經過了一個上午的學習和工作，人體能量消耗較多，午飯後小睡一會兒能夠有效補償人體腦力、體力方面的消耗。所謂「磨刀不誤砍柴工」，科學合理的午睡，能讓你精神抖擻，學習、工作起來更有效率，對健康也大有裨益。「休息，是為了能走更遠的路」這句話最能說明午睡的神奇力量。

根據奇奧法羅教授的理論，有兩種人特別需要午睡，一種是很晚上床睡覺的人，另一種是早睡早起的人。不過，專家忠告，人們需要把午睡變成習慣，但對那些每天不午睡的人來說，偶爾午睡反而不可取，因為會影響晚上的睡眠。另外，午睡對經常失眠者也不可取，因為午睡後晚上就更睡不著。

生氣後按太衝，一腔怒火去無蹤

生氣之後總感覺頭暈目眩，也沒有了食欲，這實際上是因為你「大動肝火」的關係，因此生氣之後應呵護一下你的肝。對肝進行呵護，可以按按太衝穴，來降火養肝、止怒。

一位患者跟我說，他脾氣非常暴躁，動不動就發火。他現在歲數大了，火氣也越來越大，憤怒時甚至還摔東西。記得有一次，他因為和家人拌嘴，一生氣將手機摔了。事情過後，心疼了半個多月。

這位患者脾氣的確是夠大的。我讓他將鞋脫掉，按一下他的太衝穴看其火氣究竟有多大。起初他死活不肯，後來見我一再堅持，也不好意思拒絕，於是才將鞋子脫下來。我按了一下患者的太衝穴，就按了一下，患者連連叫疼。我繼續按，患者也就直嚷嚷疼。看著患者疼得眼淚都出來了，我才停了下來。我告訴患者，肝火太旺了。那麼，肝火旺，為什麼按摩太衝穴會出現痛感呢？下面我就來說一下這個問題。

中醫認為，肝為「將軍之官」，主怒。當肝的生理功能出現異常時，肝不能正常完成自己的使命，因此就會透過怒來宣洩。再者就是人生氣的話，實際上就是給肝受窩囊氣，為此患者也會容易動怒。當然，正常的怒並不傷肝，但若怒的時間比較長，一怒起來就沒完沒了，或者是大怒，這就給肝造成不同程度的損傷。

因為太衝穴是肝經上的穴位，是調控肝氣血的穴位，當肝出現了健康問題時，太衝穴往往就會先知先覺。如果肝氣正常升發，肝血充盈，也沒有肝火的話，你去按它並沒有什麼痛感；但若是肝的生理功能異常，你再去按它，保你疼得齜牙咧嘴受不了。

如果你對腳上的太衝穴進行按摩，痛感很強的話，這表明你的肝火有點大了。最好堅持對這個穴位進行按摩，清肝火，讓自己也能隨之有一個良好的心情。對於太衝穴的按摩方法，在前面我曾提及過，這裡就不說了。下面我再介紹兩種刺激太衝穴的方法，一種是刮痧法，一種是拔罐法。先來說一下刮痧療法。

我們大家都知道，當你感冒了，嗓子不舒服的時候，如果症狀較輕的話，不用打針也不用吃藥，只要用老百姓的土方法就行，這種土方法就是掐嗓子。在你用力掐嗓子的過程中，你會感覺很舒服，掐個五六分鐘，脖子就會發紅，隨之嗓子也就舒服了。這實際上就是刮痧和按摩相結合的一種方法。這裡我只說一下刮痧法。刮痧可舒筋活絡、調整經氣、解除疲勞，增加免疫力。為此，我們也可以對太衝穴所在部位進行刮痧，既可降肝火，又能增強身體的免疫力。

在對太衝穴刮痧的過程中應注意，如果出痧後皮膚的顏色是鮮紅色，則表示沒有肝火，肝的生理功能正常；如果出痧後皮膚的顏色為紫紅、紫黑甚至幾乎是黑色，就表示肝經氣血瘀滯了，肝火也比較大，為此需要長期堅持對太衝穴進行刮痧，以救肝脫離苦海。

刮痧法

在太衝穴上塗抹適量精油，然後將刮痧板放在太衝穴所在處，上下刮。每次可刮二分鐘，兩隻腳上的太衝穴都應進行刮痧。

除了用刮痧法對太衝穴進行刺激外，還可以在太衝穴上拔罐，也有不錯的效果。在太衝穴上拔罐，不僅可以降肝火調整情緒、清利頭目，對於目赤腫痛、腹痛、月經不調等疾患也有良好的輔助治療功效。如果選用拔火罐療法的話，最好請專業人士操作，否則可能會燙傷皮膚，這樣就得不償失了。如果客觀現實條件不允許，可以用氣罐代替火罐。

拔罐法

選擇罐口直徑較小的氣罐，將其吸拔在太衝穴所在處，每次拔罐十至十五分鐘，拔罐的頻率以每週二至三次為宜。

除了以上一些比較專業一點的方法外，也可以動動腳。經常活動一下腳步，也能對太衝穴起到刺激作用，有助於疏通氣血，增強臟腑的生理功能。下面就介紹幾種動腳的方法，希望幫助大家更好地養肝護肝。

運動一下腳

如果你是上班族的話，當你工作累了，又不想站起來活動的話，不妨將腳後跟翹起來，對前腳進行按揉，前後左右地按揉，力度要盡可能大一點。這樣不僅可以活動腳，也可以活動小腿。對前腳按揉後，放下，然後將前腳抬起，按揉腳後跟，左右按揉。在這個過程中你會感覺小腿繃緊，堅持一分鐘，落地。每天做以上動作，不僅可降肝火，還能健脾胃、補腎。

如果你是懶人族中的一員，不願意費力氣做上面的動作，不要緊，我再給你一招。當你工作累的時候，可以將雙腿併攏，然後左右搖晃；此法可促進全身血液循環，也有助於養肝解乏。

白天活動腳畢竟還不是很方便，晚上回到家則可以好好地讓我們勞累一天的腳放鬆一下。建議大家臨睡前一定用熱水泡一下腳，不僅消除疲累還有助於入睡。泡完腳後可以對整個腳進行按摩或者是捶打，保證你香香甜甜一覺到天亮。

心煩意亂肝火盛，按行間穴就有奇效

肝火大的話，人就會心情煩躁，在這種情況下不妨動動手指頭，按摩一下行間穴，如此可清肝瀉火，讓我們每天都有一個好心情。

我有一位患者，他患有高血壓。患者告訴我，平素喜歡喝酒，尤其是遇到煩心事時酒喝得就更勤。真是應了「借酒消愁愁更愁」那句話，心情不好的時候經常喝得酩酊大醉，但這並沒有讓他心情好起來，不僅如此，血壓越來越高，經常頭暈目眩的。在來找我診治之前，患者也陸陸續續吃過一些降壓藥，但效果都不理想。

我為他檢查後，笑著告訴他，他這病吃降壓藥還真不管用。他看著我，一臉不可置信的神色。我隨後解釋道，他之所以血壓經常升高，是因為肝火太大了。肝火擾亂心神，所以人的心情也就不會好，再加上一些不順心的事情，心裡面也就會更加煩亂。若是想讓血壓保持平穩，心情也能好一些的話，當務之急是適量飲酒。

酒味辛，因此適度飲酒可行氣活血，對健康有益。但若飲酒過量，則會損傷肝，不利於身體健康。肝受到損傷，引發肝火。因為肝主升發，因此過旺的肝火就會不停地上行，隨之血也往上湧，為此就會出現高血壓的症狀。此外，肝火大，擾亂心神，自然人也容易心煩意亂了。當然，肝火大的危害遠遠不止以上這些，諸如肝火犯胃，患者會出現口苦或口酸、多噩夢、呃逆、食慾缺乏等症；肝火犯肺，患者會出現咳嗽氣逆、乾咳、有痰等症；肝火上竄到頭，患者還可能流鼻血。

瞭解到血壓高，心中煩亂肝火是罪魁禍首之後，患者就讓我給出一些調養策略。我告訴患者肝火大可以透過吃來降肝火。建議肝火大的患者試試黃金蜆燉豆腐，不僅有助於除肝火，還能補肝養血，有助於增強肝的生理功能。

豆腐燉蜆

豆腐三百克，蜆五十克，生薑一小塊，精鹽適量。生薑洗淨，切片；豆腐切塊；蜆放到清水中，使其將泥沙吐淨；將準備好的原料一併放到沙鍋中，加適量清水燉湯，等到上述食材熟爛後加入適量食鹽即可食用。

上述食療方中的蜆重在補脾胃和腎，可除水濕，預防濕邪困脾，增強脾胃對氣血的化生。除強健脾胃外，還可補腎生精。這是因為其味鹹，而鹹味入腎經，因此可補腎。中醫認為肝腎同源，因此補腎可涵養肝木，使肝煥發出生機和活力。上面說的是這味藥食兩用的食材蜆對肝的間接保健功效，實際上它也能直接呵護肝。這是因為蜆能解毒，而中醫認為解毒也是肝主要的功能之一，為此適當食用蜆可減輕肝解毒的壓力，使肝在百忙中喘口氣，緩解疲勞。肝不疲勞了，肝氣也就舒緩了，肝火也就一點點降下來了，自然心情也就好了，血壓也就平穩了。

食療法雖然是一種降肝火改善心情的好方法，但受客觀條件限制，我們不可能下班之後經常鑽進廚房烹調降肝火的美食。或者是有的人肝火實在太大，每天心裡面都堵得慌，眼睛經常火燎燎的，因此除了有食療法降肝火外，他們也想尋求一些其他的輔助降肝火的方法，這樣心和身都能少受一些罪。考慮到以上原因，我給大家提供另外一種降肝火的方法，這個可以在看電視的時候用，也可以洗腳之後在上床準備休息的時候用，這個方法就是按摩行間穴。

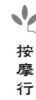

按摩行間穴

對這個穴位進行按摩的話可採用掐按的方法，也可以用牙籤對其進行刺激，都有助於降肝火。每次掐按三分鐘即可，兩隻腳上的行間穴都應進行掐按。

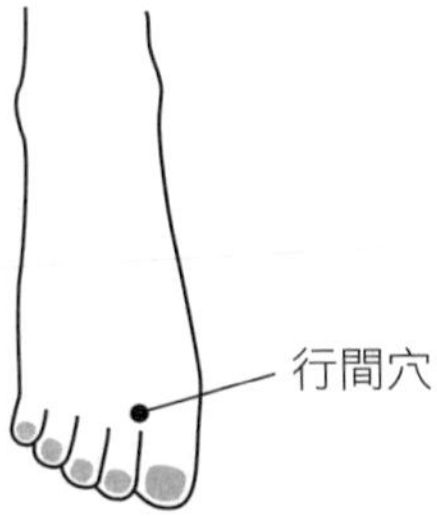

行間穴

有的患者和我講，心煩意亂時對這個穴位進行按摩果然大有反應。掐按後，疼得不得了，甚至差點眼淚都掉下來了。我笑著對患者講，肝火太旺了，火氣太大了，按它不疼才怪。雖然對這個穴位按摩很痛，但還是應堅持下去，只要長期堅持下去就會將肝火一點點降下去。只要長期堅持按摩，你就會發現痛感也就一點點減輕，這實際上就是肝火越來越輕的好兆頭。

對行間穴進行按摩，還有一個好處就是可以明目。現在人們上班時間盯著電腦，下班之後要嘛盯著手機，要嘛就是盯著電視、電腦，這導致眼睛過度勞累，視力日漸下降。當然，不僅僅是眼睛受到損傷，肝也跟著受累，這是因為眼睛需要肝中精血的滋養，過度用眼就是傷肝。如果你是上述其中一員的話，建議你最好也多按按行間穴，對於眼睛疼痛、眼花、視力衰退、眼睛疲勞等症均能達到良好的調理作用。

此外，建議心煩意亂者除了對行間穴進行刺激外，也不妨在按摩行間穴後再按摩一下合谷穴。中醫認為肝火旺盛，人的火氣會比較大，同時因為肝火還會擾亂心神，導致人心中煩躁、睡不踏實。對合谷穴進行刺激，可以解決心神不寧的問題，並且對牙痛、咽喉痛、頭痛心火大引起的不適症也能起到良好的改善作用。

按摩合谷穴

當按摩左手時，可用右手握住左手，將右手的大拇指放在穴位所在處，做一緊一鬆的按壓，每次可按壓二分鐘。按壓完左手換右手。在按壓過程中應注意，如果穴位所在處出現了酸脹麻的感覺則表示按壓起到了效果，應長期堅持。

以上我介紹了一些肝火旺心中煩亂的應對方法，這些方法都能降肝火，促使肝的各項生理功能恢復正常。不過，在這個過程中，我們也一定要注意心情調適，只有心情調適好了，才能真的養肝，真的降肝火。

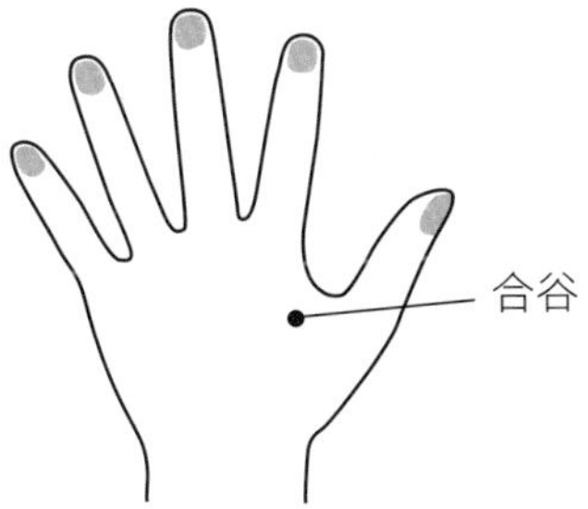

合谷穴

神秘的「臍療」也可以用來養肝怡情

所謂的「臍療」也就是對神闕穴進行一定的刺激，進而疏通經絡，調整陰陽氣血偏頗，增強肝及其他臟腑的生理功能，進而達到防治疾病、益壽延年的目的。肝功能不佳者不妨經常對神闕穴進行艾灸，這對健康有益。

有一個朋友告訴我，前段時間胃腸不舒服，吃不下飯，後來就去家附近的艾灸保健館進行了艾灸，艾灸一個星期左右，腸胃功能有所改善了，不過身體還是略有不適。隨後他長歎一口氣，很無奈地說：「人到中年，身體就是一天不如一天了。經常疲勞、眼睛乾澀，渾身還經常疼痛，脾氣也越來越大。」雖然這話說得略有悲傷之感，但畢竟是客觀現實。我告訴朋友，無須為此傷感，只要採取一定的策略，並且長期堅持，上述身體不適症就可以得到改善。隨後我為朋友分析了其中的原因和如何進行調養以緩解這些亞健康症狀。我告訴朋友，很多人在日常生活中可能都會出現這些不適症，這和五臟中的肝有很大的關係。

肝主筋，筋需要氣血滋養，一旦肝中氣血虧虛或者是肝不能正常舒暢一身之氣，則肝對筋的滋養能力就會下降，這種情況下患者就會出現渾身酸軟、無力、疲勞等症。肝主目，肝中的精氣也會對眼睛進行滋養，精氣不足，供應眼睛的物質短缺，自然眼睛就會出現乾澀、疼痛等症。肝主怒，肝的生理功能正常，則人不會動怒，否則就會容易生氣，亂發脾氣。

我說完原因後，朋友恍然大悟。於是，他又開始追問我如何進行防治。我告訴朋友可以用「臍療」法。所謂的「臍療」，是根據病情的需要，用相應的藥物對肚臍進行敷貼或者對穴位進行艾灸、拔罐、針刺等物理刺激，從而防治全身疾病的一種方法。

對肚臍進行刺激之所以能防治疾病是因為肚臍是神闕穴所在處，神闕穴為人體「先天之本源，生命之根蒂」。之所以有此種說法是因為小孩子在未出生之前，靠胎盤來呼吸、獲取營養維持生命。而臍帶、胎盤則緊連在臍中，這樣一來就與神闕穴有了密切的關係。可以說，正是這個穴位的存在，生命才能得以正常孕育。

胎兒在母親體內時，能否健康成長，神闕穴有著很關鍵的作用。那麼是不是當孩子出生後，神闕穴的重要性就微乎其微了呢？當然不是。神闕穴所在處有任、帶、沖三脈通過，這三條經絡都是聯繫五臟六腑，決定臟腑陰陽平衡、氣血充盈的重要經絡，關乎人周身氣血陰陽的變化。只有這些經絡暢通，身體才能健康。因為這些經絡均通過神闕穴，為此對神闕穴進行刺激，就能舒暢周身氣血，調整陰陽，使臟腑中的陰陽氣血平衡。陰陽氣血平衡，臟腑無憂，則健康常在。那麼，要如何對神闕穴進行刺激，以舒暢氣血養肝怡情呢？我給大家介紹幾種方法。

艾灸神闕穴

把艾條點著，對準神闕穴進行艾灸即可，每天一次，每次十五至二十分鐘。若是想加強療效，艾灸神闕外，還可加上關元穴、足三里，會有更好的療效。

對神闕穴進行艾灸，可增強人體的免疫功能，有強身健體、益壽延年之功效，對多種疾病也有很好的防治作用。對此《類經圖翼》中說：「神闕隔鹽灸，若灸至三五百壯，不惟癒病，亦且延年。」這句話中的意思即為，將食鹽放在神闕穴所在處，然後進行艾灸，這種方法不僅可以治療疾病，還有益壽延年之功效。

艾灸神闕穴之所以有以上功效，是因為在對神闕穴進行艾灸的過程中，溫熱的活力可以一點點滲透到經絡中，對經絡進行刺激，有助於調陰陽、補氣血、增強機體免

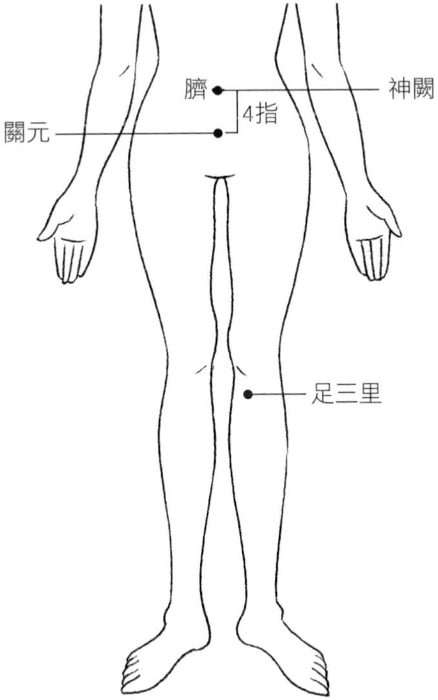

神闕穴、關元穴、足三里穴

疲力，讓氣血充盈，讓身體健康。

除了艾灸的方法外，按摩神闕穴也不失為一種有效方法，下面具體來看一下。

按摩神闕穴

每天晚上臨睡前，平躺在床上，全身放鬆，閉目凝神。調整五六分鐘後，將雙手搓熱，疊放於肚臍，順時針揉二分鐘。注意按揉的力度不要過大，以防損傷臟腑。宜長期堅持，才能有療效。

意守法

端坐，閉上雙眼，全身放鬆。然後將意念集中在神闕穴所在處，不妨想像著這個穴位有一股強大的氣場，堅持一會，穴位所在處會有溫熱感。每次可持續二分鐘。

不管是養肝護肝，還是呵護其他臟腑，都有必要對神闕穴進行刺激。有的人說，刺激一段時間也沒有什麼效果。在這裡我要給大家一個提醒，不管做什麼事情都不應操之過急，保持平和心態，長期堅持，時間長了自然有所回報。

第四章

肝是美麗之基，女人養顏須養肝

女子以肝為先天，肝養好氣色就好

女性若是想身體安康，有一個好的氣色，都應養肝血、舒肝氣，全方面解決肝的問題。只要肝的問題解決了，女性面臨的很多問題都可以迎刃而解。這是因為女性以肝為本，女性只要將肝呵護好，健康就有了保障。

每天，不同的人都在忙碌著不同的事情，不過，對於諸多重視身體健康的女性來講，大家似乎都在忙一件事，那就是調理身體以期能有一個更好的氣色。氣色好，則看上去除了更加嫵媚動人不說，整個人也就格外有朝氣和活力。女性調理身體，對五臟六腑都應進行關照，但相對於其他臟腑來講，應將肝之呵護放到重中之重。我之所以強調女性要重視肝的滋養，是因為中醫認為「女子以血為本，以肝為先天」，為此女性應重點養肝。那麼，「女子以血為本，以肝為先天」是什麼意思呢？我來解釋一下。

我們都知道女性一生當中要經歷胎產孕育等諸多階段，而這一切都是以血為基礎的。不管是女性的月經，還是生孩子、哺乳，還是為了自身有一個比較好的體質，都離不開血液的參與，並且血液有著至關重要的作用。如果血液虧虛或者是氣血瘀滯，則身體就比較虛，這樣的女性比較羸弱，說話底氣不足，給人一種死氣沉沉之感，甚至還可能有月經不調、不孕等諸多問題。為此，對女性來講，無論是年紀大小，都有兩件事情要做，第一件為補血養肝，第二件為疏肝理氣。

首先我來說一下第一件事情。根據中醫理論，肝就是我們身體當中的血庫。當身體有需求時，血會從血庫中循行出來，以維持臟腑正常的生理活動，當臟腑需求得到了滿足，則多餘的血液會回到肝裡面進行貯存。肝中所貯存的血液一方面是其他臟腑生理活動的物質儲備，另一方面也是肝自身生理功能的營養物質。可見，一方面，血液的強弱決定了肝生理功能是否正常，另一方面，肝的生理狀況也會影響到血液的生成、貯存和循行，進而影響到女性身體狀況。為此，女性需要補血養肝，以免氣血虧虛之憂。

接著來看女性非做不可的第二件事。我們都知道，血液也是一種物質，因此若是想順利運行起來也需要有推動力，這種推動力就是周身之氣。氣血不但相伴而行，而且也相伴而生，可以說氣血是身體當中兩個最親密的伴侶。為此養血和養氣就不能分割開來，而應氣血兼顧，才能從根本上解決補血養肝的問題。除了補氣養血，還應保持一身之氣的循行通暢，這就回到了養肝的話題。根據中醫說法，肝具有主疏泄、舒暢一身之氣的功能，氣行則血行，氣血充盈，氣血運行正常，自然肝好氣色好。

從以上的一番分析中，我們不難得出這樣的結論：對女性來講，若是想身體安康，有一個好的氣色，過著高品質的生活，就需要養肝血，保持肝主疏泄的功能正常。那麼，女性究竟要如何養肝呢？下面介紹一道養肝滋補藥膳，這道藥膳集補血益氣於一體，對女性大有裨益，這道藥膳即黃耆烏雞湯。

黃耆為一味黃色、甘味中藥，根據中醫理論，黃色和甘味均入脾胃，可滋補脾胃，增強脾胃的生理功能。我們都知道，脾胃是負責消化的，可以將吃進去的食物轉化為氣血，為臟腑提供生理活動的營養物質，維持生命活動的進行。脾胃生理功能強弱，直接決定了其他臟腑的狀況以及一個人免疫能力的高低。

有的患者可能忍不住會問，黃耆是滋補脾胃的，這和養肝似乎風馬牛不相及。果真如此嗎？當然不是。前面我說過脾胃能促進氣血化生，而肝藏血，自然強脾胃就能達到補血養肝，實際這是一種間接的補益法，也是一種比較有效的養肝法。

黃耆烏雞湯中還有烏雞一味食材。我們都知道如果一個人久病或是術後、生完孩子，家裡人往往會燉烏雞湯供其飲用，這是因為此湯可促進疾病好轉，強身健體。此湯之所以有此種功效是因為烏雞為一味黑色食材，而黑色食材補的是腎，而腎為先天之本，關乎生命的長度和生命品質的高低。如果你的身體比較虛，就可以用其進行調理。下面來看一下具體的烹調方法。

黃耆烏雞湯

黃耆五十克，烏骨雞一隻，蔥、薑、精鹽各適量。將黃耆清洗乾淨，放入沸水鍋中焯一下，撈出洗淨，放入烏骨雞腹中，放入沙鍋，注入雞清湯，放入料酒、鹽、蔥段、薑片，用小火燉至烏雞肉爛入味即成。

女性想有一個好氣色，除了用食療的方法外，也可以用按摩的方法。按摩的話可按摩血海。

按摩血海

將大拇指放在穴位所在處，對其按揉即可。每次可按揉三至五分鐘，應堅持長期按摩。

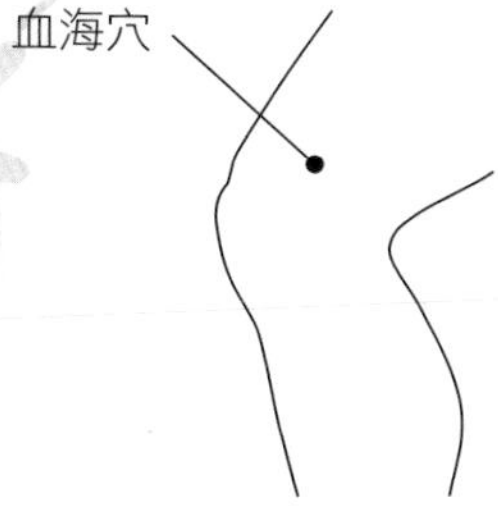

血海穴

此穴位之所以取名血海，就是因為對這個穴位進行按揉，有補血益氣之功效。女性長期按摩此穴位，可使氣血充盈、面色紅潤，不僅有助於調整臟腑的陰陽氣血平衡，還能美容養顏，可謂是一舉兩得。

現今女性壓力大，身體健康也受到了危及，為此除了注重飲食調理，也不妨經常按揉一下此穴位，有強身健體、益壽延年之功效。

玫瑰花是疏肝美顏的「花中仙子」

玫瑰花婀娜多姿，人見人愛，加上人們將其視為愛情花，因此深受人們的喜愛。實際上玫瑰花不僅可用於觀賞，還可入藥。玫瑰花作為藥物之用，可疏肝解鬱，有養肝之功效。

有一次我逛完超市，在往回走的路上看見有賣茶葉的，於是就停下了腳步。賣家是雲南人，個頭不高，但是人很和善，因此我也就毫無顧慮逐一翻看茶葉。說實話，雖然是挑擔子做買賣的，但茶葉的種類還是滿多的，品質也不錯，所出售的茶葉中有羅漢果，有普洱茶，也有玫瑰花。我想了半天，最後買了一些玫瑰回去。

回家後，沒來得及休息，就迫不及待燒水，沖泡了一杯玫瑰花茶，濃郁的香氣讓人心曠神怡，原本還有些壓抑的心情一下子好了很多。看來，玫瑰花的確並不是徒有美豔之表，美豔外表的背後還有「粉身碎骨渾不怕，要留健康在人間」的精神。那麼，一向被人們視為愛情花的玫瑰花究竟有何功效呢？

中醫認為玫瑰花味甘，能補脾氣。中醫五行學說認為脾胃屬土，甘味也屬土，同氣相求，因此甘味能滋養脾胃。用玫瑰花將脾胃調養好了，其他的臟腑也跟著沾光。對此，明代醫家張景岳說：「土氣為萬物之源，胃氣為養生之主。胃強則強，胃弱則弱，有胃則生，無胃則死，是以養生家必當以脾胃為先。」可見，脾胃是化生氣血滋養其他臟腑的，所以治脾胃可以安五臟。

玫瑰花除了可補脾氣增強脾胃的生理功能外，還能疏肝解鬱。這是因為玫瑰花氣味清香，中醫認為香氣能行氣活血，因此用玫瑰花進行食療也能養肝。對於女性來講，用玫瑰花進行食療除了有助於祛除焦躁不安、憂鬱的情緒外，還能改善臉色暗淡、痛經、乳房脹痛等肝鬱不舒症。此外，還能潤腸通便、清新口氣。可見，玫瑰花的功效還是頗多的。下面我介紹幾種玫瑰花的食療方。

玫瑰花茶

玫瑰花十五克。直接將玫瑰花放到茶壺中，加適量開水沖泡，加蓋燜五分鐘即可飲用。如果覺得口味不好的話，也可以加入適量的冰糖或者蜂蜜調味。

玫瑰茉莉花茶

玫瑰花苞四朵，茉莉花二克。將玫瑰花和茉莉花一併放到茶壺中，加適量開水，加蓋燜五分鐘即可飲用。可頻頻代茶飲用。

玫瑰粥

玫瑰花五朵，粳米一百克，紅棗十枚，白糖適量。玫瑰花洗淨；紅棗洗淨，去核，切小塊；粳米淘洗乾淨；將準備好的原料一併放到沙鍋中，加適量清水煮粥，熬到粥熟爛後即可食用。

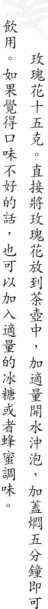

玫瑰花醬

乾玫瑰花三十朵，蜂蜜一碗。將乾玫瑰花的花瓣取下，洗淨，然後將其放到溫水中浸泡，浸泡十五分鐘左右，取出，瀝乾水；將沙鍋中加入適量清水，燒開，然後將事先準備好的玫瑰花瓣放進去，用小火慢慢熬，熬到水快乾時放入蜂蜜調勻即可；裝入容器中，密封保存，食用時用溫開水調服。

上面我所介紹都是一些簡單的玫瑰花食療方，這些食療方能疏肝行氣，比較適宜肝鬱不舒者食用。雖然上述食療方疏肝理氣的功效不錯，但經期女性應停用。如果經期不加以注意，還用玫瑰花進行食療的話，會導致經血過多，進而危及身體健康。

有些女性患者問我，肝鬱不舒是不是只能將玫瑰花作為食療之用？當然不是，用玫瑰花貼神闕穴或者是將其做成枕頭，同樣也具有疏肝解鬱的功效。下面我就來介紹一下具體方法。

玫瑰花貼神闕穴

玫瑰花二百克。將玫瑰花洗淨，放到沙鍋中，加入適量清水煎湯，等煎到湯成稀糊狀後，將其放在紗布上，固定在神闕穴所在處即可。

自製玫瑰花枕頭

準備一千克乾玫瑰花，純棉布一大塊，厚棉墊一個。將純棉布縫成枕芯，然後將厚棉墊塞進去，再放入玫瑰花，縫好即可。

我們知道睡眠品質的好壞與你能否睡一個舒適的枕頭息息相關。自己縫製的玫瑰花枕，用的都是純棉的布料，因此枕起來也就比較舒服。再者因為枕頭裡面添加了玫瑰花，當你枕著它的時候，玫瑰花的清香氣息會通過口鼻進入你的身體當中行氣活血，這有助於改善你的亞健康，進而提升你的睡眠品質。

有的女性患者告訴我，做好的枕頭真是捨不得用，你看著它滿心都會生出歡喜來。如果你也是如此的話，倒不如用玫瑰花做一個抱枕，白天在家休息的時候可以抱著，晚上入睡的時候可以將其放在枕頭邊，這同樣也有助於疏肝理氣、促進睡眠。玫瑰花枕頭馨香，有很好的保健功效，但是，因為玫瑰花容易受潮，為此需要勤加晾曬，這樣既可除濕，又能殺菌。再者就是一定要在枕頭上套一個枕套，這樣洗起來比較方便。

砂仁橘皮粥，最適合疏肝養顏的保健靚粥

砂仁橘皮粥是一味健脾開胃、疏肝解鬱、去濕化痰的藥膳，適宜脾胃功能不好和平素心情抑鬱的患者食用。當然，食用這道粥，不僅有助於健康，還能美容養顏，相當適合女性。

我診治過一些胸悶不舒兼有脾胃不和的患者，除了為他們開一些藥物外，我還叮囑他們回去後吃藥的同時，也可以吃點砂仁橘皮粥，對改善身體不適症有好處，下面我們來瞭解一下砂仁橘皮粥的烹調方法。

砂仁橘皮粥

砂仁十克，橘皮五克，粳米一百克。粳米淘洗乾淨；砂仁研碎；橘皮洗淨；將橘皮和粳米一併放到沙鍋中，加適量清水，小火熬粥；等粥快熟爛時，加入砂仁末再熬五分鐘即可食用。

那麼，食用砂仁橘皮粥究竟為何有上述諸多功效？這就要從橘皮和砂仁各自的功效上說起。先來瞭解一下橘皮的功效。

我年輕時非常喜歡吃橘子，其中有兩個原因，一個是喜歡橘子橙黃的色澤，另外一個就是喜歡聞沁人心脾的橘香。我不但喜歡吃橘子，吃橘子的方法也很特別。家人吃橘子往往就是隨便將橘子皮扒掉，然後扔在垃圾桶裡面了事，而我則是盡可能讓橘子皮也成為一個整體，說實話有時候我扒下來的橘子皮簡直就可以稱為一件藝術品。橘子被我吃掉，橘子皮則晾曬在陽臺上。秋天、冬天過去了，而陽臺上的黃燦燦的橘子皮也越來越多了。我之所以要將橘子皮留下來是因為其是一味中藥。

橘皮，在中藥裡被稱為陳皮。橘皮因為有一股淡淡的清香之氣，為此能疏肝解鬱。因其色黃，為此對脾胃有益。這是因為根據中醫五行理論，脾胃屬土，而黃色也屬土，為此黃色能養脾胃。穿黃色衣服，看黃色的東西，吃黃色的食物，用黃色的藥物保健都有助於脾胃健康。橘皮因為也是一味黃色中藥，也就能強健脾胃，可健脾開胃、補脾胃之氣，增強脾胃化生氣血的功能。

有些人瞭解到陳皮具有以上諸多功效後，便從中藥店買一些回來，用其泡茶喝。很簡便，喝茶的時候往水杯裡面丟一小塊就可以了，不一會工夫就可以飲用了。飲用橘皮茶的主要功效為健脾開胃、提神，不失為一種有效的保健之術。尤其是對上班族而言，可以經常用橘皮泡茶喝。因為上班族工作勞累，飲食不規律，脾胃不和的人也還是不少的。經常用橘皮泡水，花小錢就能治大病，何樂而不為呢？

雖然橘皮茶有良好的保健功效，不過這裡我們應認識到這樣一點，那就是橘皮一般並不單獨使用，往往是和其他食材或者是藥材搭配在一起。橘皮往往是起輔助作用的。不管是出於保健養生的需要，還是防治疾病的需求，在食材或者是藥材中加入了橘皮這味藥，都能更加增強體質，促進疾病的好轉。

在煮粥的時候放點橘皮，就成了橘皮粥，不僅芳香可口而且開胃；做排骨湯的時候，也可以丟點橘皮進去，一則可以增加湯的清香，二則可以除油膩，三則可以健脾開胃、疏肝理氣。如果你喜歡飲酒的話，不妨也在酒中丟幾塊橘皮，浸泡一個月左右就可以了，可清肺化痰。

不管你採取何種食療法，都應注意這樣一點，陳皮貴陳不貴新。我們買食物都喜歡買新鮮的，這是因為新鮮的東西色澤明豔，吃起來口感好，更重要的是營養價值比較高。但橘皮卻不走尋常路，它是越陳越好，就像老酒越陳越醇香一樣。

現在，中藥店所出售的橘皮大多並不是老陳皮，因此藥用功效也就大打折扣了。如果你有肝鬱不舒的毛病或者脾胃不好的話，最好自己動手來獲取橘皮這味中藥。你也可以和我一樣，將吃完的橘子皮進行晾曬，等到其完全乾了之後再收起來儲存。

當然，並不是橘皮乾了收起來就萬事大吉了，因為陳皮容易受潮長蟲發黴，因此需要每半年拿出來曬一曬。當然，還有一點是需要注意的，那就是我們吃的橘子也可能被噴農藥了，因此晾曬之前最好將其放到鹼水中浸泡半天，可去掉農藥。如果晾曬乾怕弄混的話，裝袋後可標注上日期，這樣一目了然，用起來也比較方便。

中藥裡面除了陳皮外還有青皮這味藥，二者都是橘子皮。對此有的患者就犯迷糊了：都是橘子皮，只不過一種是青色的，一種是黃色的，有什麼不同？我告訴大家，雖然二者都是橘子皮，但功效還真不盡相同。青皮是橘幼果皮，因為果皮呈青色，因此也就有青皮之稱。青皮也具有疏肝解鬱的功效，但重在強攻，也就是它能直接將鬱結之氣給破開，從而恢復肝正常的生理功能。相對於青皮來講，橘皮功效較為和緩，重在疏肝鬱，一點點增強肝的生理功能。為此用青皮進行食療的話最好遵從醫囑。

說完橘皮，再來瞭解一下砂仁。如果你讀過《紅樓夢》，相信對這味藥會有印象，因為在《紅樓夢》中曾提及了砂仁食療法。中醫認為砂仁能行氣疏肝，和胃醒脾。可見，砂仁這味中藥也是舒肝健脾的中藥。用砂仁食療的話，可以用其煮粥、煮湯，甚至可以當做零食食用。因為砂仁和橘皮都可疏肝解鬱，都可健脾和胃，將二者搭配起來食用可增強療效，為此我們在日常生活中就可以將二者和大米一起煮粥。

胸悶不舒、情緒抑鬱、脾胃不和者，除了用砂仁橘皮粥進行食療外，也可以在晚上臨睡前按摩神門穴位，這樣可寧心安神，促進睡眠，增強體質，進而改善肝鬱及脾胃不和症。

按摩神門穴

將左手大拇指放在穴位所在處，對其進行按揉，按揉五分鐘左右就可以了。右側穴位按完後，再按左側，按摩可以用同樣的方法。

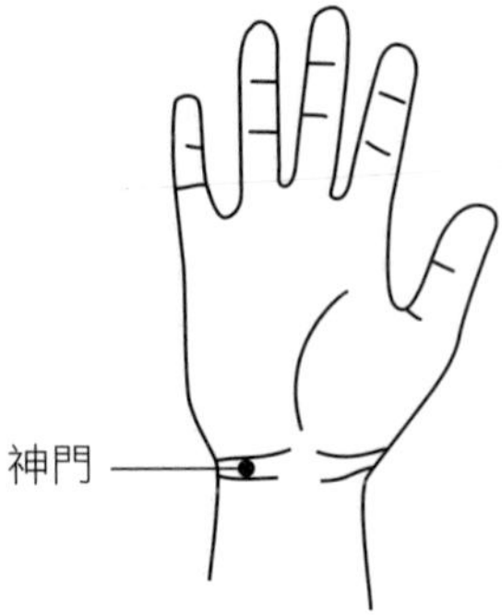

神門穴

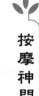

甘松粥，可行氣疏肝的美容粥

甘松可行氣解鬱，健脾和胃，美容養顏，為此用其食療不僅可以益氣生血、行氣活血，還能潤澤肌膚。用甘松食療的話，一般是用其煮粥，小小的一碗甘松粥就能為你帶來健康與美麗。

甘松，又名甘松香，為植物甘松香的根及根莖。傳說甘松具有「起死回生」之功效。據說，當鳳凰感覺到自己的生命將要終結，它會提前搭建巢穴，然後將甘松等一些香料放到巢穴中點燃，自己則在巢穴中毅然不動。當所有的甘松都燒為灰燼後，烈火焚身的鳳凰也會得以重生，成為美麗輝煌永生的火鳳凰。這雖然是一個傳說，但仍被人們所津津樂道。在人們心中鳳凰是可以永生的，也許是借了鳳凰的光，鳳凰用來點火的甘松也日漸被人們關注起來。

甘松雖然不如鳳凰一樣，可以在烈火中永生，但卻因味香而引起了人們的注意。起初，人們開始用它做香料，香衣，香身。因為芳香逐穢，散風除濕，止汗除臭，當然還能調和氣血，所以用其香衣、香身益處頗多。若是用其香衣的話可用牡丹三十克、甘松一克，一併搗碎，洗衣服時，可以往水中放三克，有很好的香衣作用。衣服清香，這股清香的氣息會沁人心脾，進而起到活血行氣的功效。

當然，甘松除了用做香料外，還可以藥用。醫學家發現，甘松的根莖有極高的藥用價值，於是開始將其作為藥物使用。中醫認為甘松味香，而香能行氣解鬱，為此它可疏肝，對肝之鬱結之症有良好功效。甘松的行氣之功，也有助於健脾和胃，促進消化，改變脾胃不和。甘松還有另外一個顯著作用，那就是化濕。

根據中醫五行理論，脾屬土，喜燥惡濕，為此身體中的濕邪過重往往是導致脾胃不和的主要原因之一。尤其是長夏時節，濕邪旺盛，人往往就會出現食慾缺乏的症狀。若是當濕邪旺盛時，能用甘松進行食療的話，會對脾胃不和起到良好的調理作用。用甘松進行食療一般是用其煮粥，即甘松粥。甘松粥尤其適合老年人食用。這是因為老年人氣血虧虛，身體比較虛弱，消化功能也不好，經常吃些甘松粥，可除脾濕，開胃健脾，助消化。

甘松粥

甘松五克，大米一百克。將甘松洗淨，放到沙鍋中，加適量清水，浸泡五分鐘，小火煎，煎二十分鐘左右，去渣取汁；大米淘洗乾淨，將甘松汁倒入大米中，熬粥，等到粥熟爛後即可食用。每天吃一次，可行氣健脾，補脾健胃，行氣解鬱。

當然，甘松除了可增強肝、脾胃的生理功能外，還有美容養顏的功效。古代，為了能有一口潔白的牙齒，人們刷牙用鹽，後來張仲景研製了「御前白齒散」，此藥方對牙齒的美白功效略勝一籌，於是得到了廣泛食用。

「御前白齒散」由五葉白芷、甘松、山柰、沉香等多味藥材組成，其中甘松是一味不可缺少的中藥。用「御前白齒散」刷牙，不但能美白，還有助於口齒清新，可以說「御前白齒散」為人們帶來了全新的生活。

隨著時間的流逝，很多東西退出了歷史舞臺，可是，鑑於「御前白齒散」具有神奇的美白牙齒之功，因此得以流傳下來。如今，此方已經添加到了牙膏中，使得牙膏美白牙齒的功效大大加強。如果你也想口齒清香，並擁有一口潔白的牙齒，讓自己看上去更美麗動人的話，也可以用含有甘松的牙膏刷牙。若在超市裡面買不到含有甘松的牙膏，不要緊，我教你一個方子。

甘松健齒方

細辛十五克，沉香、麝香各三克，藿香葉、甘松、白芷、升麻、槁本各八克，石膏一百二十五克，寒水石六十克。上藥研碎，用其刷牙。不僅可美白牙齒，還能除口臭，並預防一些牙齒疾病的發生。

甘松不僅可以美白牙齒，還可潤澤肌膚。說到肌膚保養，很多人會想到慈禧。為什麼呢？因為雖然慈禧治國無方，但是保養肌膚還是很有一套的。可能正是基於以上原因，到了晚年她的肌膚也一直保養得很好。她潤澤肌膚的方子很多，這其中有一個方子深受她的鍾愛：因為這個方子不僅能潤澤肌膚，還能美白。下面就將這個方子介紹給大家。

玉容散

白丁香、白僵蠶、白細辛、白芷、白牽牛、白附子、白蓮蕊、鷹條白、鴿條白、防風、甘松、山柰、白斂、檀香，磨成細末，用水調濃。取適量，對臉部進行按摩，按摩十分鐘後，用熱水洗淨即可。每天可按摩二至三次。

有的朋友，尤其是一些平素性格就比較急躁的女性朋友，看完上述藥方後忍不住長吁了一口氣，隨即說道：「您這方子也太繁瑣了吧？」是的，我也覺得這個方子比較繁瑣，那麼有沒有簡單一點含有甘松這味中藥的美容方呢？當然，我再給大家介紹一個方子。這個方子據說是清朝時一位貝勒研製出來的，對於青春痘、面色黑、皮膚粗糙等症療效較好。這個方子即為——瑩肌如玉散。

瑩肌如玉散

白及三十克，升麻二百五十克，楮實一百五十克，甘松二十一克，山柰九克，綠豆一百五十克，皂角九百克，白芷、白丁香、砂仁各十五克，糯米末六百克，藥共研為末，和勻，用於敷臉即可。

菠菜燉豬血，舒肝順氣養肝血的美容菜

菠菜是一味青色蔬菜，豬血是一種紅色食材，菠菜和豬血一起烹調不僅可以增加菜餚的美感，同時還能氣血雙補，從根本上解決肝的問題。為此，建議肝功能不佳者，不妨每天為自己來一碗菠菜燉豬血以養肝。

菠菜翠綠的葉子，紅色的根部，總能給我帶來愉悅。為此，我曾絞盡腦汁想寫一首讚美菠菜的詩句，但最後總覺得蘇東坡的「北方苦寒今未已，雪底菠菱如鐵甲」最為相宜，於是便打消了這個念頭。雖然沒有了歌詠之念，但對菠菜的喜愛卻有增無減。一個是因為菠菜翠綠的誘惑，一個是因為菠菜疏肝理氣滋陰的功效。下面我就來說一下和菠菜有關的事情。

菠菜葉子為青色，根部為紅色，為此有「紅嘴綠鸚哥」的雅稱。對此名字的由來，還有一個有趣的故事。據說，清朝的乾隆皇帝有一次下江南，途中饑渴難耐，於是便借宿到一戶農家。農家熱情款待，為其做了一道菠菜燉豆腐。乾隆見菜餚綠白紅相間，頓時詩興大發，於是當即吟出「紅嘴綠鸚哥，金鑲白玉板」。由此，菠菜的別稱「紅嘴綠鸚哥」也流傳開來。

雖然這個故事的真實性有待考證，但從這個故事當中我們不難看出，用菠菜烹調出的菜餚堪稱美物。當然，不僅色澤美，還能呵護身心，讓健康多一分保障。菠菜之所以能強身、安心是因為其為青色蔬菜。根據中醫五行理論，青色入肝，可增強肝主疏泄之功。為此，菠菜是肝的滋養品。在一日飲食當中，經常來點菠菜，一則可以讓菜餚賞心悅目，二則可以呵護肝，讓肝氣能同自然界的樹木一樣自由伸展，使肝氣運行暢通無阻。肝中氣機無阻礙，自由自在循行，氣血不瘀滯，這有助於舒暢心神，增強免疫力，預防疾病發生，也有助於美容養顏，為美麗加分。對於菠菜的上述功效，李時珍在《本草綱目》中記載：菠菜「通血脈、開胸膈，下氣調中，止渴潤燥」。可見菠菜確實能促進氣血循行，滋陰潤燥。

用菠菜食療可以清炒，也可以燉湯，不過最好的方法是和豬血搭配，這樣才能氣血充足，加強療效。根據中醫五行說法，紅色能入血入心，具有補血養心的功效，而肝藏血，是血液的儲藏和調節樞紐，一身氣血狀況在很大程度上受制於肝，為此養肝可充血氣，促進氣血循行以滋養五臟六腑、四肢百骸，讓臟腑強，讓肌膚光滑潤澤，讓心平靜安寧。接著就來說一下這道補血養心、疏肝理氣的菠菜豬血湯。

菠菜豬血湯

菠菜六棵，豬血一百克，蔥段十克，精鹽、香油適量。菠菜擇去黃葉和根，洗淨，切段；豬血洗淨後切塊；將沙鍋放到火上，加入適量清水，燒開，滴入香油滾沸；將蔥段、豬血放入，再次滾沸後放入菠菜段、精鹽煮三分鐘即可食用。

有的患者問我，是不是經常吃菠菜豬血湯就能在最短的時間內解決肝生理功能帶來的問題？對此我要非常明確告訴大家，不管是調理肝還是其他臟腑，都講究一個循序漸進。所謂心急吃不了熱豆腐，所以你一定要能穩住，這樣才能臨危不亂，也才能有助於養肝護肝。為了讓大家有更多的藥膳可以選擇，下面我再介紹兩道菠菜疏肝補血藥膳，也具有較好的療效，不妨一試。

菠菜豬肝湯

豬肝二百五十克，菠菜二百克，生薑一塊，精鹽、香油各適量。豬肝洗淨，切片；生薑洗淨，切片；菠菜去根和老葉，洗淨，切段；將豬肝放到沙鍋中，加適量清水燉煮，燉煮到快熟爛時放入香油和精鹽，然後再將事先切好的菠菜段投進去，滾開即可食用。

菠菜大棗粥

菠菜二百五十克，大棗八枚，粳米一百克。紅棗洗淨，去核；菠菜去根和黃葉，洗淨，過一下開水，切碎；粳米洗淨；將粳米和紅棗放到沙鍋中，煮到粥熟爛後放入菠菜，再煮二分鐘即可食用。

上面所介紹的都是食療養肝以強身、美容的方法。當我將這些簡易的食療方介紹給周圍人時，一些女性朋友極為關注。她們當中也有些人問我，菠菜除了食療有助於美容護膚外，能不能和黃瓜片一樣用來做成面膜？我可以直截了當地告訴這些朋友，當然可以。如果你是一名天然植物美容的愛好者，那麼菠菜面膜則不容錯過。這裡簡單介紹一下菠菜面膜美容法。

菠菜面膜

菠菜五克，珍珠粉五十克。菠菜去根，洗段，切斷，放到榨汁機中榨汁；將菠菜汁和珍珠粉混合，調勻，均勻塗抹到臉上，待十五至三十分鐘，用清水洗淨即可。此面膜有美白潤膚的功效，可有效解決氣血不足導致的肌膚黯淡、毛孔粗糙等問題。

不管是食用菠菜或者是用菠菜做面膜，我們都不能一味地將養肝美容的重任寄託於此，還應從多方面著手，全面備戰。如果你希望肝的生理功能正常，有一個強壯的身體，每天都有愉悅的心情，一定還應保持充足的睡眠。中醫裡面有「人臥則血歸於肝」這樣一條理論，只有睡眠充足，休息得好，肝中氣血才能充盈，生命才能更具活力。除了睡眠外，還應適量運動，比如伸展肢體以疏通經絡、益壽延年。

佛手菊花茶治氣舒肝，美容養顏不可多得

俗話說「人活一口氣」，可見氣是維持生命活動的最基本的物質之一。之所以氣是生命活動的基礎是因為氣有溫煦、推動、防禦、固守等功用。可以說津液血的生成，血液的循行、輸布和排泄，均受制於氣。

氣雖然無所不在，但其自身是有一定運動規律的，我們可以用四個字概括，即升降出入。氣的升降出入功能正常，則氣血舒暢，生命力也就強，反之身心就會出現多種不適感，諸如兩肋疼痛、易怒、食慾缺乏、神疲體乏、女性月經不調等。嚴重的情況下還會引發疾病，諸如腫瘤、癌症均和此有關。

氣的循環失常，氣血瘀滯，氣的溫煦、推動、防禦、固守作用均得不到正常發揮，痰濁凝結，血液、水濕瘀滯，身體抵抗能力下降，同時外邪還將發起猛烈進攻，這樣一來疾病自然紛至沓來。對於氣血瘀滯和疾病之間的關係，朱丹溪說：「氣血沖和，百病不生，一有拂鬱，諸病生焉，故人身諸病多生於鬱。」可見，氣血瘀滯是疾病的罪魁禍首。

考慮到氣的通暢對健康的重要影響，養肝勢在必行。這是因為五臟中的肝有一個非常重要的生理功能，即舒暢一身之氣。一旦肝的生理功能失常，一身之氣得不到正常疏泄，就會氣鬱，導致一身之氣正常的生理功能得不到發揮。為此，我們每個人都需要養肝護肝。

養肝護肝不妨每天為自己來一杯佛手菊花茶。沁人心脾的芳香，豔麗的色澤，不禁會讓我們生出許多美好的憧憬來，倘若再認真地品味一下，更會徹徹底底沉醉在佛手與菊花的「江湖」當中。我們先來瞭解一下赫赫有名的疏肝解鬱能手：佛手。

佛手其外形猶如佛祖之手，於是由此得名。佛手不僅外形獨特，而且香味濃郁，色澤金黃，加之佛與福音近，因此佛手也成了福氣物和觀賞佳品。當然，佛手的作用還不僅限於此，它還是一味良藥。正因為佛手功用廣泛，為此深受人們的喜歡，甚至還吟出了「色似寒梅蠟，香敵玉蘭花。舒手開拳八九個叉，滞氣能攻下」的詩句。那麼，佛手究竟有何功效？中醫認為佛手可健脾和胃、疏肝理氣。

根據中醫五行理論，黃色入脾胃，能補脾胃之氣，增強脾胃的生理功能，因此金黃的佛手自然也就是強健脾胃的功臣，比較適宜脾胃不和的患者。當然，如果你有肝鬱不舒的症狀，也可以用其進行調理。用佛手疏肝理氣一般是直接泡茶，比如我在下面要介紹的佛手菊花茶就是其中一種沖泡方法。除了泡茶外，也可用其燉菜。用佛手燉菜，既可增加菜香，還能養肝護脾，可謂是一舉兩得。我有一位患者就是其中的受益者之一。

我曾診治過一位患者，有肝鬱不舒和脾胃不和的毛病，原本打算在我這兒好好調理一下，可是後來因為某種原因只來了兩次。有一次在街上竟不期而遇，便一起找個地方坐下來閒聊一番。在閒談中患者告訴我，他的身體已經沒有大礙了。我為他把脈，竟然也吃驚不已，其脈象平穩，顯然肝鬱不舒、脾胃不和的毛病已經好了。於是，我詢問其中訣竅，患者說，他後來也沒有看過醫生，就是經常用佛手燉菜吃。原來如此！

在我的意識當中，佛手只能泡茶，沒想到還用來做菜，可以說這次談話讓我大有收穫。患者告訴我，用佛手做菜，可以清炒，也可以用其取代陳皮燉肉，口感極佳。這裡再給大家提供一個佛手食療法，是古代飲食典籍《中饋錄》所講的一種方法，「醬佛手香梨子」。此種方法操作起來也比較簡單，做法是將帶皮的梨子，去瓤的香櫞和佛手一併放到醬缸內進行醃製，口感很好。

接下來我們來瞭解一下菊花的功效。菊花比較常見，其花雍容華貴、玲瓏可人，自古至今都是很多文人墨客的歌詠之物。例如唐代白居易所寫的《詠菊》，其中有這樣兩句廣為人知：「露濃希曉笑，風勁淺殘香。」再比如唐代元稹所寫的《菊花》也是膾炙人口的佳句：「秋叢繞舍似陶家，遍繞籬邊日漸斜。不是花中偏愛菊，此花開盡更無花。」

菊花外形婀娜多姿，和佛手一樣，可供觀賞，也可以藥用。相信對於菊花的藥用功效，很多經常對著電腦工作一族並不陌生，很多注重保健的人士都會在上班期間為自己沖泡兩杯菊花，目的是保護好眼睛。菊花之所以能起到護眼功效，實際是因為其能疏肝理氣。中醫認為眼睛是肝在外的門戶，眼睛的狀況受制於肝，將肝養護好，自已就會明眸善睞。

我個人認為沖泡菊花茶是一種莫大的享受，當你看著花瓣一點點綻放開，似乎花朵一下子有了靈氣，如夢如幻。當花朵完全綻放開的時候，一股淡雅的幽香飄散出來，沁人心脾，還未啜飲人便先醉了，真可謂是花不醉人人自醉。

我在上面所提及的佛手和菊花均能疏肝，防止氣滯血瘀。氣血流動順暢，內無痰濕淤毒，我們不但能有好的精氣神，還能有潤澤的肌膚，嬌美的容貌。用佛手和菊花疏肝，可單用其泡茶，不過最好的方法是二者並用，這樣又能疏肝，又能清熱去火，能從根本上對肝進行全方位呵護。下面我就來說一下佛手菊花茶的沖泡方法。

佛手菊花茶

佛手十克，菊花六克。將二者同放到玻璃茶壺中，加入適量開水，沖泡到有香味飄散出來即可飲用。

菊花和佛手內用可疏肝美容，外用的話也能讓女性的容貌大放異彩。下面我就介紹兩個外用的小方法。

菊花面膜

菊花六克，雞蛋一個。雞蛋取清，菊花搗碎；將二者混合，敷在臉上；待蛋清乾後，潔面，塗上潤膚品即可。有美白潤膚、去痘等諸多功效。

品著清香的茶，做著面膜，心情一定會格外燦爛。健康、美麗誰說不能同時擁有呢？

白花蛇舌草煲雞肝，養肝淨血美容最相宜

若想擁有嬌好的容顏，就需要重視肝，對肝進行精心呵護，這是因為五臟中的肝具有排毒解毒的生理功能，身體中的毒素一除，氣血正常循行，肌膚得到充足滋養，自然肌膚就不會出現色澤暗淡、粗糙等問題。養肝淨血用白花蛇舌草煲雞肝有良好的療效。

我有一位患者，瞭解到我比較喜歡吃雞肝，去年冬天便送了我一些，說是從農村老家帶過來的。一路上為了防止雞肝變壞，煞費苦心想了很多保鮮辦法。接過雞肝，猶如接過心愛之物，內心無比感動，連聲道謝。

考慮到農村養的土雞雞肝必定滋味鮮美，並且有較好的滋補之功，所以，雖然雞肝不多，但我還是精心烹調，並且讓一個朋友帶著他女兒一起過來品嚐和分享。起初，朋友予以拒絕，但是我告訴他，我所烹調的這道菜餚不僅滋味鮮美，而且能對付他女兒臉上的青春痘。聽我這麼一說，朋友便帶著孩子欣然前來。

我在廚房裡面忙得熱火朝天，朋友的女兒時不時跑進廚房張望一番，有時候還會和我閒聊上幾句。一番忙碌之後，幾個小菜就出爐了，其中便有白花蛇舌草煲雞肝，其他幾味菜餚都是炒青菜，一桌子綠油油的，讓我們的心情也大好。一邊吃，我一邊解釋著主打菜白花蛇舌草煲雞肝的功效。不過，在瞭解這道菜餚的具體功效前，還是先來看一下烹調方法。

白花蛇舌草煲雞肝

白花蛇舌草五十克，雞肝二百五十克，料酒、薑、蔥、鹽、植物油各適量。雞肝洗淨，切小塊；白花蛇舌草洗淨；生薑洗淨，切薄片；大蔥洗淨，切成蔥花。炒鍋內放入適量的植物油，待油八成熱放入蔥花，再放入雞肝，炒香，裝盤，待用；白花蛇舌草放到沙鍋中，加適量清水，煎二十分鐘，去渣取汁；將雞肝和生薑與煎好的白花蛇舌草藥汁放到沙鍋中，烹入料酒和精鹽，燉煮到湯濃稠時即可，每日可食用一次。

這道藥膳中的白花蛇舌草是一味中藥，在中國南方各省的田邊、溝旁或潮濕的草地上可以見到。其性涼，因此能清熱解毒。其味甘，中醫認為甘味入脾胃，因此能補益脾胃之氣，並有健脾除濕之功效，防止水濕內停對脾胃導致的損傷。除了上述功效外，它還能活血化瘀，讓氣血循環順暢，這可以預防氣血瘀滯導致的疾病，諸如人人談之色變的癌症。

再回到清熱解毒的功效上來。中醫認為肝具有排毒解毒的功能，身體中的諸多毒素都可以透過肝得到淨化。所謂無毒一身輕，肝將血毒、濕毒等諸多毒素化解掉，減少了毒素對身心的損傷，自然身體的免疫能力就會增強，身體也就能健康，身心無後顧之憂。反過來，不僅會出現身心不適，肌膚也跟著受罪。若是肝不能好好地發揮解毒排毒的生理功能，毒素就會趁機在身體當中興風作亂，擾亂氣血陰陽的平衡，影響肌膚的狀況，使肌膚暗淡，甚至出現痘痘，讓人的心情和容貌都大打折扣。因為白花蛇舌草入肝，能清熱解毒，這也就為肝分擔了解毒的壓力，增強肝的生理功能，讓肝充滿活力。

用白花蛇舌草養護肝，和雞肝搭配無疑是比較適宜的。中醫裡面有「以臟養臟」的理論，其提出者是我國古代偉大的醫學家孫思邈。因為以臟可養臟，所以食用動物的肝能達到補肝的功效。白花蛇舌草和雞肝，一個排毒，一個補益，自然對呵護肝大有裨益。動物的肝雖然對肝有益，但是春天不宜食用，不過，這道藥膳卻可以不受季節限制，這又是何故呢？

根據中醫五行理論，春天屬木，肝也屬木，為此春天是肝生理功能旺盛之季。我們都知道，木在春天表現出強烈的升發之勢，因此與季節屬性相一致，春天肝氣升發也就比其他季節活躍。在這個季節裡面我們既需要保持肝氣順利升發，也要防止肝氣升發太過導致的火氣過旺的情況。

為了達到上述雙重目的，春天可多食用野菜，既可疏肝，同時還能清熱解毒，也可防止肝氣升發太過。有人說吃點綠油油的野菜，再來一盤炒雞肝，那就是莫大的享受了。不過，我在這裡要提醒大家，在草木萌發的春季，您還真不能隨心所欲地食用雞肝。前面我說過，動物的肝可補肝，增強肝的生理功能。春季肝的生理功能活躍，若是再不管不顧一味地補，就會導致補益太過而出現肝氣升發過旺而火的狀況，不但達不到正常的滋補功效，反倒會損傷肝，同時也會損傷脾胃。這是因為根據中醫五行相生相剋的理論，肝木剋脾土，因此肝的生理功能狀況不佳也會損傷脾胃。脾胃是化生氣血的，脾胃的生理功能出現了問題，氣血得不到有效化生，自然就不能有效滋養肌膚，臉色暗淡無光，痘痘頻出也就是情理之中的事情了。我們若是想肝好，春天就要避免單純食用動物的肝。對此，明代的高濂在《遵生八箋．四時調攝箋》中說：「春不食肝，為肝氣旺，脾氣敗；若食肝，則又補肝，脾氣尤敗甚，不可救。」不過，因為上述藥膳用雞肝補肝的同時，也兼顧了脾胃，為此食用也是可以的。

有的患者對我講，還是有些擔心，在春天有沒有其他的藥膳既可幫助肝排毒又能呵護脾胃呢？二十多歲，肌膚狀況不佳，迫切想改善肌膚狀況的小張就是其中的一位。看著小張嚴肅認真的樣子，我想我一定要多提供幾個藥膳給她，讓她能儘快身心舒暢，容光煥發。於是，我又另外給她推薦了兩個藥膳，一個是白花蛇舌草煲銀耳，一個是白花蛇舌草煲猴頭菇，做法與白花蛇舌草煲雞肝大同小異，我就不再另行介紹了。

除用藥膳養肝排毒外，也可以用穴位按摩的方法助肝一臂之力。對此，可按摩太衝穴和商丘穴。用大拇指對這兩個穴位按揉即可，每次可按揉三至五分鐘，即可達到療效，不過，應長期堅持才能收到較好的療效。

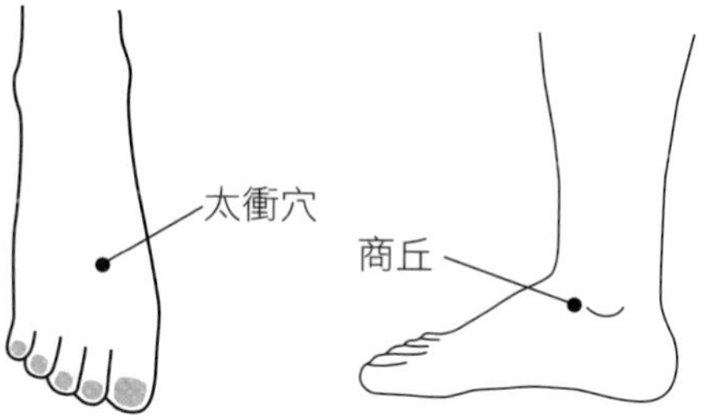

太衝穴、商丘穴

千日紅花茶清肝毒美容顏，常飲才能成就大美

很多女性都喜歡泡花茶喝，各種花茶的作用固然不同，但是有一點是相同的，那就是需要長期飲用才能收到好的效果。女性若想透過花茶達到清肝排毒、美容養顏的作用，我建議飲用千日紅花茶，定能輕輕鬆鬆做個水嫩女人。

一天，一位朋友神秘兮兮地走進了我的房間。進屋後，卻不說話，只是看著我傻笑。過了幾秒鐘，才將手裡拎的小袋子提到了我面前，讓我猜裡面裝的是什麼。袋子不大，但是很精緻，我眼拙，但是另外一位朋友卻一眼就看了出來，興奮地說是花。的的確確是花，而且是乾花。花的顏色呈粉紅色，花瓣如同康乃馨。我所見過的

花並不在少數，但這種花還是頭一次看到。朋友告訴我，這種花叫千日紅，有養肝明目、止咳平喘、活血化瘀的功效，相當適合我們這些經常久坐、長時間對著電腦和疏於運動的人。據花茶店的老闆講，用這種花泡茶一年四季飲用均有裨益，不過春天和秋季飲用功效最好。

我將朋友贈送的花茶小心翼翼放了起來，漸漸地也就將這件事情忘到了腦後，直到有一天咳嗽不止，於是才想起了被我丟棄在抽屜裡面的千日紅花，我想該是它派上用場的時刻了，於是取了三個千日紅花丟進茶壺中，倒入開水。我就靜靜地坐在灑滿陽光的書桌前，盯著茶壺中的千日紅。沒多久，一股淡淡的幽香便嫋嫋飄散出來，我的心情也因此大好，倒了一杯茶細細品嚐，有一股甘甜的味道，日後我便經常用其泡茶。喝了一段時間，咳嗽的毛病還真的漸漸好轉了起來。日後，我查找了一些資料，對這種花做了一番徹頭徹尾的瞭解。

我們都知道，自然界中的花幾乎很少有開不敗的，基本上開一段時間便逐漸凋謝了，但千日紅是天生的乾燥花，久開不敗，為此才有千日紅之名。因其久久不凋謝，所以常作居家美化之用。當然，這並不是千日紅最重要的作用，真正的價值在於其保健養生的功效。

千日紅味甘辛，根據中醫理論，甘味入脾，養的是脾胃。脾胃的生理功能增強，氣血化生也就充盈了。氣血是維持臟腑生理功能正常進行的物質基礎，一旦氣血虧虛，五臟六腑、四肢百骸均會深受其害。正因為千日紅花能滋補脾胃，為此經常飲用就可以強臟腑，其中自然也包括藏血、主一身氣機舒暢與否的肝。也就是說，用千日紅花可養肝護肝。

甘味入脾，辛味則入肺。中醫認為肺主一身之氣的宣發和肅降，和肝一樣，肺生理功能的好壞也可影響到周身氣血的循行。當辛味入肺之後，可增強肺的行氣功能，促進氣血的流動。氣血流動加快，則我們的體溫會上升，會出汗，身體中的毒素會隨著汗液排除。毒素排除了，身體的免疫功能就增強了，有病則可促進疾患好轉，無病則能強身健體，這是食用辛味的主要作用之一。

再來看一下食用辛味對肝有何幫助。前面我說過，肝具有排毒解毒的生理功能，身體中的毒素能否順利化解排出體外與肝有十分密切的關係。因為辛味有發汗的作用，而發汗能排毒，這樣一來就可以分擔肝的排毒解毒壓力。

我們都知道，平素如果工作壓力比較大，我們就會感覺身心疲憊，這實際上是因為過於透支氣血的原因。一樣的道理，五臟中的肝若是想完成排毒解毒的任務，自然也需要氣血的支援，毒素越多，排毒解毒耗時越長，耗損的氣血也就越多，時間長了就會導致肝的壓力過大而虛衰。適量進食辛味助肝一臂之力，也就有助於節省肝中氣血，進而養肝護肝美容養顏。這是適當進食辛味對肝的第一個好處。

接著來瞭解一下用千日紅花這種辛味食療的第二點作用。根據中醫五行理論，肺屬金，肝屬木，肺金對肝木有一定的克制作用。若是肺的生理功能出現問題，則肝必定也深受其亂，因此養肝就必須養肺。養肺無疑是從兩個方面著手進行，一個是滋陰潤肺，一個是保持肺主宣發和肅降的功能。而肺具有主皮毛的功能，肺的宣發和肅降功能正常，則肌膚潤澤也就不是什麼奢望了。

這裡介紹的千日紅花的作用就是幫助肺宣發一身之氣，讓肺和肝協同作戰，維持全身氣血的循行。肺氣正常宣發，還有助於解決咳嗽、哮喘、胸悶不舒等肺失宣發的症候。

從上面的分析中，我們不難看出，千日紅花的功效還是蠻多的，為此在日常生活中大家可常用其泡茶飲用。下面來看一下如何用千日紅泡茶飲用。

千日紅花茶

千日紅花朵三至五個，開水適量。將千日紅花朵放到茶壺中，加入適量開水，沖泡三至四分鐘即可飲用。

千日紅花綠豆肝尖湯

綠豆五十克，千日紅花十五克，豬肝三百克，蔥、薑、料酒、精鹽各適量。綠豆洗淨，提前用清水浸泡一晚上；豬肝洗淨，切小塊；大蔥洗淨，切成蔥花；生薑洗淨，切片。將豬肝和蔥花、生薑一併放到沙鍋中，加適量清水，小火燒開，然後再將千日紅花放入，烹入料酒，煲二十分鐘，加入適量精鹽調味即可。

不管你是飲用千日紅花茶還是千日紅花綠豆肝尖湯，都應注意一點，那就是長期堅持。只有堅持，才能收到好的療效。希望每個注重健康、關注容顏美麗的女性，都能因此而有新的收穫。

金銀花清肝養血，讓你臉上無瑕

金銀花味甘性寒，甘能滋補脾胃，促進氣血化生以滋養肝，使肝更好地藏血行血。氣血充盈，循行暢通，有助於潤澤肌膚。因為其性寒，為此還能清熱排毒，有益身心健康。

可能在日常生活中很多人沒有看見過盛開的金銀花，但是對於這種花也一定有所耳聞。比如你患上了風熱感冒，去看醫生，醫生在所開的藥物中很可能就有以金銀花為主要成分的藥物。那麼金銀花有何功效呢？下面我就來說一下。

此花之所以以金銀命名是有一定原因的。此花含苞待放時顯白色，綻放時顯黃色，為此在花的名字前面加上了金銀，以突顯花的與眾不同。此花還有一個比較特別的名字，即鴛鴦藤。金代詩人段克己在詩句曾提及：「有藤名鴛鴦，天生非人種。金花間銀蕊，翠蔓自成簇。」從中我們不難看出，金銀花藤蔓纏繞，相依相偎，難免人會以鴛鴦藤相稱了。

金銀花相互纏繞，不離不棄的綠色藤蔓固然已經讓這種植物給我們留下了深刻的印象，不過其優美高貴的花姿，芳香的氣味，更是讓人對其喜愛有加。不過，對我來講，金銀花之所以能讓我魂牽夢繞不是因為它的花，也不是因為它的藤，而是其清熱解毒的功效。說起金銀花清熱解毒的功效，我想到了這樣一個故事。

據說，崇寧年間，平江府天平山白雲寺有幾位僧人，下山採了一些蘑菇回來煮食。我們都知道，生長於野外的蘑菇營養價值高，味道鮮美，按理來說和尚能吃上如此的美味也算是一樁好事。只可惜，和尚採摘回來的蘑菇有毒，是不能食用的。但和尚並不知情，於是精心烹調飽餐一番。飽餐之後便開始上吐下瀉。其中有三個和尚及時服用了金銀花，自然相安無事，但是另外幾位則枉死黃泉。

對於這個故事的真假我們無從去考證，不過透過這個故事我們至少可以獲得一點比較有用的資訊，那就是金銀花有解毒的作用。對於金銀花清熱解毒的功效，在古代典籍中也可以找到佐證。明朝李時珍在《本草綱目》中說：「（可除）一切風濕氣及諸腫毒，疥癬、楊梅諸惡瘡，散熱解毒。」《本草綱目拾遺》中稱道金銀花「能開胃寬中、解毒消火，暑月以之代茶，飼小兒無瘡毒，尤能散暑」。

因為金銀花有清熱解毒的作用，為此炎炎夏日我建議大家可以給自己和家人沖泡一杯金銀花茶，以防暑氣傷身。夏天烈日炎炎，整個大地都處於烘烤之下；當然，有時候天氣也會很涼爽，但是日子也不好過，這是因為當天氣不炎熱的時候，基本上就是連續的陰雨天。為此，夏天濕熱很容易相互勾結損傷五臟六腑。濕熱對五臟六腑正常生理功能的發揮均不利，其中最傷脾胃。這是因為五行中脾胃屬土，喜燥而惡濕熱，一旦身體中有了濕熱，就會影響脾胃的生理功能，導致脾胃不能運化。脾胃不能及時化生氣血，又會影響到肝藏血行氣的生理功能，而肝的這些生理功能正常則有關乎臟腑整體的陰陽氣血平衡，可見，若想肝好，若想身體安，就應除濕熱邪氣，呵護脾胃。因為金銀花性寒，味甘，入脾胃，在有濕熱困脾的症候，諸如脘腹脹滿、肢體困倦、大便溏泄不爽、納少厭食、昏昏欲睡等時，就可以用金銀花進行調理，達到脾胃肝同養的目的。

金銀花在清熱的同時還能解毒，這對肝有利，可幫助肝排毒。身體中的血毒、水毒、濕熱之毒被排除掉，臟腑不受毒素侵擾，各自相安無事，有助於保持整體的陰陽醫學平衡，可增強免疫力，預防疾病的發生。經常用金銀花食療，還有助於益壽延年。對此名醫陶弘景說：「忍冬（即金銀花），煮汁釀酒飲，補虛療風，此既長年益壽，可常採服，而仙經少用。凡易得之草，人多不肯為之，要求難得者，貴遠而賤近，庸人之情也。」可見，金銀花的作用還是不容小視的。

除了上述功效外，金銀花還是美容花。有一些女性臉色不好，肌膚也比較粗糙，甚至臉上長滿了痘痘，很是影響人的心情。儘管化妝品用了不少，可是收效甚微。如果你也有上述肌膚問題的困擾，我教給你一招，那就是內服外用金銀花一起調理。

肌膚之所以出現上述問題，很大原因是因為身體中有毒素。金銀花有排毒的功效，為此也就能美容，改善身體有毒帶來的一系列肌膚問題。用金銀花清熱解毒最方便的方法就是用其泡茶喝，我來說一下沖泡方法。

金銀花茶

金銀花三十克，冰糖適量。金銀花洗淨，放到茶壺中，加入適量開水，再放些冰糖，沖泡十分鐘左右即可飲用。

當然，除了可以用金銀花泡茶外，也可以用金銀花燉湯。這裡給大家介紹一道清熱去火的湯飲。此湯飲為金銀花水鴨湯。我之所以將金銀花和鴨子搭配是有一定原因的。中醫認為鴨肉主要功效為滋陰，滋陰就能去除身體當中的火氣，金銀花是清熱解毒的，二者並用可加強滋陰去火的療效，若是在炎炎夏日，這道湯飲則可堪稱一絕。下面來瞭解一下做法。

金銀花鴨湯

鴨子一隻，金銀花十五克，生薑、精鹽各適量。鴨子按照常規方法處理乾淨，剁成塊，洗淨，用開水焯一下；生薑洗淨，切薄片；將鴨肉、金銀花和生薑一併放到沙鍋中，加適量清水，大火燒開，轉小火燉一小時，加入適量精鹽即可食用。

上面我介紹的是金銀花的內部調理法，下面再說一下如何外養。肌膚狀況不佳的女性，可以用金銀花敷臉，對改善肌膚狀況有較好的幫助。

金銀花面膜

鳳梨五十克，金銀花六十克。鳳梨去皮，用開水沖一下，切小塊，榨汁；金銀花洗淨搗碎；取適量的鳳梨汁，將其與搗碎的金銀花混合，均勻塗抹在臉上，保持十分鐘，洗淨即可。

上述面膜每週可做兩次，保證你的肌膚水嫩光滑起來。如果你珍惜健康，珍視肌膚，不妨從現在起也讓金銀花走進你的生活當中吧。不過，如果你是脾胃虛寒患者，則不適宜用金銀花食療，以免適得其反。

勿忘我養肝，還你美麗雙眸

勿忘我花雖然沒有婀娜之姿，但是因其花名有「莫相忘」之意，為此深受人們的喜歡。當然，此花不僅能傳遞內心情感，同時還能養肝明目，只要每天給自己來一杯勿忘我花茶，定能讓我們明眸善睞。

去年，有一個朋友去了外地工作，臨走時她送了我一些勿忘我花。雖然沒有說什麼，但是從她送我的花束中我感覺得到，她希望我能記住她這個朋友。一眨眼，已經分別很長時間了，那株勿忘我早已經凋謝，但是朋友之間的深情厚誼卻越來越濃，由此我也對勿忘我這種花越來越喜愛，不但家裡面養了這種花，而且還用其泡茶飲用。

我的朋友見我經常用這種花泡茶，便問了其中的緣由。不過，我只是說了說用此花泡茶的好處，至於蘊藏於這種花的箇中情誼也就避之不談了。下面就談談此花的功效。

中醫認為勿忘我花入肝、脾胃和腎，對這些臟腑均有良好的補益作用。入肝能養肝明目，這和菊花的作用相似。那麼養肝為什麼能明目呢？平時我們經常說眼睛是心靈的窗戶，這是因為通過眼睛可揣測出一個人內心的喜怒哀樂。不過，在這裡我還要告訴大家一點知識，眼睛不僅是情緒表達的視窗，同時也是健康的傳達驛站。如果一個人的眼睛無神或者是出現了眼部病變，這就表示臟腑的生理出現了問題。

五臟之間是一個有機的整體，按道理來講眼睛出現了不適和五臟均有關，但是和肝的關係最密切。中醫裡有一句話就是說肝和眼睛的關係，叫「肝開竅於目」。還有一句話是「肝氣通於目」。由這些話語中我們不難看出眼睛受制於肝，肝中氣血狀況直接決定了我們能否明眸善睞。

肝中氣血充盈，則氣血可順利上行到眼睛，發揮滋養之功。若是氣血虧虛，眼睛就會失其所養，使眼睛出現不適感，嚴重的情況下還會出現眼部疾患。因此，若想眼睛好，就要呵護肝，維持肝藏血、舒暢全身氣血的功能正常。

尤其是經常坐在電腦面前的上班族更應予以重視。一整天都盯著電腦，眼睛過於勞累，這實際上就是在透支肝中氣血，時間長了不但傷肝，也會導致視力下降，甚至出現眼部疾患。加上中醫認為肝主筋，上班族一整天坐著，韌帶、關節缺少適當活動，時間長了就會出現氣血瘀滯，也會損傷肝，進而波及眼睛。氣血瘀滯嚴重，還可能患上糖尿病、動脈硬化、高脂血症、冠心病、代謝症狀群、高血壓、痛風等疾患。為此，上班族更應予以足夠重視，以讓自己活得既健康又充實。由於勿忘我入肝對肝有良好的補益作用，因此也就具有養肝明目的功效。

中醫認為勿忘我不僅入肝也入腎，增強腎的生理功能。腎為人體的先天之本，藏精。根據中醫說法，精血是可以相互化生的，腎藏精，肝藏血，精血之間可以相互轉化，這樣一來養腎也就能達到養肝的目的。肝得所養，肝中氣血充盈，我們自然也就不用擔心眼睛的健康問題了。

此花味甘，還能滋養脾胃，補脾胃之氣，增強脾胃氣血化生的功能。脾胃源源不斷化生氣血，並及時有效地將氣血輸送到各個臟腑，對臟腑進行滋養，可增強其他臟腑的功能，為臟腑注入活力。

總之，勿忘我這種花既能養肝明目，又能補血強身，還能補腎延年，為此建議大家可以經常用其泡茶喝，尤其是經常用眼者、視力不佳者、久坐者，每天來杯勿忘我茶，能對肝達到不錯的調理功效。用勿忘我泡茶可以單獨沖泡，也可以和其他花一起沖泡，比如可以和玫瑰花相互搭配，可以和馬蹄蓮搭配。在下面介紹的一道茶飲中，我將其和綠茶一起搭配，其中有兩個原因。一是綠茶是家庭的常備茶葉，二是因為綠茶也能養肝明目，還能降血脂、降血壓、延緩衰老，有很好的保健功效，可見二者無疑是很好的養肝明目搭檔。下面我就來說一下沖泡方法。

勿忘我花茶

勿忘我花五朵，綠茶一茶匙，蜂蜜少許。將勿忘我花與綠茶放到茶壺中，加入適量開水，沖泡三分鐘左右即可飲用。

我的一位患者告訴我，勿忘我不僅能用來泡茶，還能和西米一起搭配食用。說實話，在未結識這位患者前，我都是用勿忘我泡茶喝，簡單又方便：隨手撿拾起幾個花朵，往茶壺裡面很瀟灑地一扔，然後再放點開水進去，幾分鐘就可以細細品嚐了。不過，經常用勿忘我泡茶喝，時間長了自然新鮮感也就沒有了，當患者告訴我製作勿忘我西米羹的方法後，我馬上進行了嘗試。

勿忘我花西米羹

小西米三十克，勿忘我花十朵，冰糖適量。西米淘洗乾淨，放到沙鍋中，加適量清水，小火煮十分鐘，再燜到西米呈半透明狀時，放到涼水中浸泡；沙鍋洗淨，放入適量清水，燒開，將勿忘我花放入，煎二十分鐘停火，去掉花渣；把西米撈出，放入勿忘我花汁裡煮至全透明，加入冰糖調味即可食用。

年輕的時候，總是覺得身體健康，沒有什麼值得畏懼的。但是，當衰老一天天逼近之後，才意識到只有昔日呵護好身體，晚年時才能少受疾病之苦。為此，我建議大家趁著年輕不要讓氣血虧虛，不要讓陰陽失衡，只有進行呵護才能換來身體的安康。

拔火罐疏肝氣美容顏，只需記住幾個要穴

拔火罐是一種古老的方法，可活血通絡，去濕排毒，因此對呵護肝有益。不過，若是想更有效達到疏肝氣美容顏的目的，就應牢記住太衝穴、陽陵泉和肝俞穴，並掌握正確的拔罐方法，可事半功倍。

有一位女性患者找到了我，她的問題是肝鬱不舒，臉上長了很多斑，而且食慾也越來越不好。對於身體不適，很多年輕人都不怎麼當回事，他們總認為年輕人身體就是銅牆鐵壁，何懼「風吹雨打」呢？這位患者自然也是其中的一員。不過，很長時間過去了，她不但沒有一點好轉的跡象，反倒出現了諸多問題，讓她膽戰心驚不已。諸

如肌膚越來越黑，還長了很多讓人厭惡至極的斑斑點點，再者還有脅痛、胸悶、脘脹、噯氣、月經不調等症。

她憂心忡忡地對我講，她知道因為疏忽拖沓，導致健康惡化了，如今已經受不得一點風吹雨打。我告訴這位患者，女性就是嬌嫩的花朵，只有精心呵護，才能容光煥發，擁有健康、幸福和美麗。像她這種狀況，確實需要馬上調理，若是再予以疏忽，很可能會患上痛經、閉經、抑鬱、高血壓、偏頭痛、乳腺增生等疾病。

既然患者的問題是由肝鬱不舒導致，問題的解決也自然需要從疏肝理氣著手。中醫認為肝具有疏泄功能，能夠調暢一身之氣的運行狀態，推動全身氣血津液運行，調和氣血，促進臟腑功能活動。氣血充盈、調和，則肌膚能得到有效滋養，從而保持面色紅潤、肌肉豐滿，起到美容養顏的功效。若是肝氣鬱結，則氣血循環不暢，不能充分滋養肌膚，則肌膚就會粗糙、發黑，甚至長斑、長痘，影響容顏的美麗，也影響人的心情。因此，女性若想有好容顏，就需要舒肝氣。舒肝氣可用拔火罐的方法。

對於拔火罐這種方法，相信很多人並不陌生。記得我小的時候，家裡人有個頭疼腦熱的都指望著它。不過，那時候家裡用的拔火罐的器具都是些裝罐頭用的瓶子，大大小小不一，都能派上用場。那時候對於拔火罐還是望而生畏的，總覺得拔火罐就如同給身體上了刑具，不過後來沒想到自己身體不適時也用上了這種方法。說實話，拔火罐還真的屢屢見效，因此身體不適我很少吃藥。

有的患者問我，一個小小的罐子而已，為什麼能治病強身、美容養顏呢？中醫認為對穴位進行刺激，可疏通經絡、祛除淤滯、行氣活血，進而能達到增強體質、扶正祛邪、治癒疾病的目的。實際上，拔罐法和針灸、按摩等方法一樣都是對穴位的一種有效刺激方法，只不過它借助的是氣體壓力而已。

瞭解拔罐法的功效後，接下來看看如何通過拔罐的方法舒肝氣美容養顏。其實，只需要在三個穴位上拔罐就可以達到目的，這三個穴位分別是太衝穴、陽陵泉和肝俞穴。

太衝穴

用閃火法將火罐吸拔在太衝穴上（位置請參考一九一頁），每次拔罐十至十五分鐘，每週吸拔兩次。

人生氣時，肝會受到影響。這是因為怒為肝之志，當一個人過於憤怒時，會擾亂肝主升發的生理功能，導致肝氣鬱結。肝氣鬱結就可以在太衝穴上拔罐，對這個穴位予以一定的刺激，可有效舒暢氣機，改善肝氣鬱結。之所以在這個穴位上拔罐有此種功效，是因為太衝穴是肝中氣血調度的總管，負責氣血調度。在太衝穴上拔罐，應選用罐口直徑較小的火罐。

陽陵泉

用閃火法將火罐吸拔在陽陵泉上（位置請參考一一九頁），每次拔罐十至十五分鐘。

陽陵泉別名為筋會。中醫認為肝主筋，由此，對這個穴位進行刺激便能舒筋活絡。再者陽陵泉是膽經上的穴位，對其進行刺激也有利於膽氣升發，維持膽正常的生理功能。中醫認為肝與膽互為表裡，所以中醫在治療肝的問題時，常常肝膽同治。由此看來，對膽進行呵護也有助於增強肝的生理功能。肝的生理功能正常，自然一身之氣循行無礙。

將穴位消毒，然後用閃火法將火罐吸拔在肝俞穴上（位置請參考九十九頁），每次拔罐十至十五分鐘。

肝俞穴是背俞穴之一。背俞穴是五臟六腑之精氣輸注於體表的部位，對調節臟腑生理功能、振奮人體正氣具有十分重要的作用。因為肝俞穴是背俞穴之一，為此在這個穴位上拔罐能增強肝的生理功能。

在上述穴位上拔罐固然可增強肝主疏泄的功能，預防肝氣鬱結。不過，如果你是嚴重的心臟病患者、患有出血性疾病者、腫瘤患者、孕婦、身體嚴重虛弱者，就不適宜採用這種方法了。如果你不屬於上述人群，而又氣血不通，則可以用拔火罐的方法來調理一下。

不過，有一些事項應注意：拔罐的時間不宜過長，以防感染；拔罐前最好進行消毒；拔罐時應避免有風直吹，防止受涼；拔罐後不宜馬上洗澡。總之，只要我們掌握了正確的拔罐方法，就能花小錢治大病，讓身體健康無憂。

愛美就來學學養肝小功法，養肝讓美麗變得不再難

愛美是女人的天性，沒有哪個女性不喜歡自己容貌姣好、肌膚潤澤，但往往事與願違，為此女性不可避免地要展開一場轟轟烈烈的美容保衛戰。保衛戰能否取勝的關鍵在於你能否調養好你的肝，為此我建議女性經常練習一些養肝小功法，讓美麗不再難。

我家附近有一家化妝品店，有時候店裡面會做促銷，每每到了這樣的日子，裡面就擠滿了很多愛美的女性，大家都在挑選著適合自己的化妝品。儘管最後很多人所選擇的化妝品並不相同，但大家的想法都一樣，無非就是希望這些化妝品能讓她們的肌

膚更潤澤。

化妝品固然有一定的保養功效，但是我要告訴這些愛美的女性，美麗是由內而外的，如果你僅是重視外部保養，而不注重內部調理，肌膚的狀況並不會得到太大的改善。

我還記得這樣一件事情。有一次，我和兩個朋友聚會。她們中有一個生活比較懶散，平時也很少呵護自己的臉；另外一個則是「美麗至上」主義者，每天都要花費很長時間塗抹化妝品、做面膜。按理來講，前一個的肌膚狀況肯定沒有後一個好，但結果卻恰恰相反。前一個的肌膚一直水嫩光滑，整個人的氣色也比較好；而後一個則肌膚暗淡粗糙，心情也因此低落到谷底。

為什麼注重肌膚保養的人肌膚狀況卻不佳呢？原來，我這個朋友一向不注重飲食、運動，還比較容易動怒。而另外一個則注重飲食、運動，還是一個樂天派。難怪兩個人的肌膚狀況會差距如此之大了。

為了讓朋友的心情好轉起來，我建議她經常練練養肝功法。俗話說要活就要動，女性只有讓自己動起來，才能身心舒暢，收穫意外的幸福。那麼，為何我重點建議她練習養肝功法，而不是養腎功法、養心功法呢？下面我就來說一下其中的緣由所在。

中醫認為五臟中的肝有三大功能：一是儲存血液，二是舒暢全身氣機、調節氣血運行，三是調節人的精神活動。肝中所藏的血對身體健康、容顏美麗都是至關重要的。血液充足，五臟六腑、四肢百骸才能得到充分滋養，才能有一個好體質。因此，對於血的問題我們要給予足夠重視。平時可吃些紅色食物，諸如紅棗、花生等，均有很好的補血效果。這裡我推薦一個養肝血的食療方：豆泥紅棗。

豆泥紅棗

紅豆沙三百克，紅棗二十顆。紅棗洗淨，去核，然後磨成棗泥；將紅棗泥放入清水中煮三十分鐘，去渣，再放入紅豆沙，煮沸即可。為了增強口感，也可以加入適量的冰糖調味。

養血的同時還應注意疏肝。肝是我們身體當中的將軍之官，負責氣血的調度，使氣血調和。我們都知道一般將軍都比較耿直，平素火氣比較大，火氣大則容易亂了陣腳，五臟中的肝也是如此。如果我們經常動怒，心裡總是憋悶，自然就會傷及這位將軍，導致它不能正常調度氣血，氣血瘀滯。再者就是在風寒暑濕等諸邪嚴重的情況下，肝抵抗不過，會導致肝氣鬱結。疏肝就可以練練養肝功法。下面我介紹幾種方法，大家可以選擇最適合自己的。

寬胸理氣法

盤腿而坐，兩臂放到肋部，進行上下推擦；往上推擦時吸氣，往下推擦時呼氣，總共做十次。然後，將兩手掌放到乳房下側，進行前後推擦；往前推擦時吸氣，往後推擦時呼氣，總共做十次。

抬臂法

兩腳打開，兩手臂側平舉，吸氣，將手臂慢慢抬起，貼於耳朵兩側。呼氣，將上身向前壓，壓到一定程度時吸氣，恢復起始動作。可做五次。

當我說完這些方法後，我的一個朋友忍不住長歎了一口氣。按理說，我提供了這麼多養肝美容的方法，她應該喜笑顏開才對，為何還唉聲歎氣？原來，她這個人雖然愛美麗，愛生活，但就是不願意運動，是典型的懶人族。因此，對她來說，儘管上述養肝功法動作簡單，但並不適用。考慮到朋友的實際情況，我又給她推薦了另外兩種方法，即揉核桃和搓手法。我們都知道，老北京喜歡弄個核桃在手心裡揉來揉去，是附庸風雅嗎？當然不完全是。手上的經絡穴位比較多，揉核桃可以刺激這些穴位，進而促進氣血循行，調整臟腑的陰陽氣血偏頗。不過，揉核桃貌似是中老年常見的保健方法，對女孩子也不太實用，於是我就想到另外一種比較切實可行的方法，那就是搓手法。

搓手法

兩手心相對，相互揉搓，揉搓到手心發熱就可以了。揉搓後，再將十指指尖相對，進行按壓，每次可按壓二分鐘。

在揉搓手心、按壓手指的過程中，最好閉上眼睛，排除一切雜念，想像著鬱結之氣已經暢通，全身氣血充盈，流動順暢，全身上下的不適感正一點點消去，身體的免疫能力一點點增強，肌膚也越發紅潤起來，在這個過程中整個人得到了新生。相信堅持一段時間，你就會成為身體健康的俏美人。

第五章

肝腎同源，男人養腎也要養肝

肝養「生」，腎養「藏」，生長收藏平衡才安康

肝主升發。肝氣正常升發，生命才能更有活力。可以說肝主升發是人體充滿生機的前提。相對於肝來講，腎則主收藏。一生一收，身體中的陰陽氣血平和，身體才能健康。可見滋養肝腎，使生長收藏平衡是健康的關鍵所在。

每個人都有各自的喜好，有的人喜歡彈琴，有的人喜歡唱歌，有的人喜歡談詩論道，有的人則喜歡咬文嚼字。我的朋友張先生就是一個典型喜歡咬文嚼字者。記得有一次，他看養生保健書籍時，看見「肝主升發」和「肝主生發」這樣的字眼，不明就裡，於是便來找我，希望揭開其中的奧妙所在。這裡我來說一下。

肝主升發，強調的是氣機升降出入；而肝主生發，強調的則是由氣機的升降出入而展現出的蓬勃生命力。諸如心情愉悅、面色紅潤、精神頭足、身體康健等，皆是生命力旺盛的體現。可見，肝氣正常升發是人體充滿生機的前提。一旦肝鬱，肝不能主一身之氣的升降出入，則生命的生生之機就會受到壓制，肝的正常生理功能不能得以正常發揮，就會出現一些身體不適症，諸如疲勞、眼睛乾澀、頭昏腦脹、容易動怒、兩脅疼痛等。

可見，保證肝氣正常升發，肝才能應春而生，身體才能健康，才能提高生命品質。與肝主生相反，腎主藏。腎就如同我們身體當中的糧倉，貯藏的是構成人體、促進人體生長發育和維持人體生命活動的最基本物質——腎精。對此《黃帝內經．素問．六節臟象論》說「腎者主蟄，封藏之本，精之處也」。腎精是腎生理功能得以正常發揮的物質基礎，因此就需要善加收藏，防止腎精外泄。腎精不外泄，腎水才能去涵養肝木，防止肝火過旺，保證肝氣正常升發，讓生命充滿活力。

肝腎一個主升發，一個主收藏。肝的升發是為了日後腎更好地收藏；腎收藏生理功能正常，身體中的物質儲備充足，肝升發才能有後勁，可見二者之間是相互影響、相互制約的。為此，維持身心健康就需要保持肝的升發、腎的收藏之生理功能正常。

那麼，要如何保持肝腎的生理功能正常呢？下面我介紹兩種方法。

青魚馬鈴薯黃瓜湯

青魚四百克，馬鈴薯一個，青黃瓜一根，橄欖油一茶匙，番茄醬二勺，生薑、大蔥、胡椒粉、精鹽各適量。將青魚按照常規方法處理乾淨；馬鈴薯去皮，洗淨，切塊；青黃瓜洗淨，切小塊；生薑洗淨，切片；大蔥洗淨，切成蔥花。鍋中放入適量的橄欖油，油熱後放入生薑片和蔥花，炒香；將事先處理好的青魚下入，煎至兩面金黃後取出；將青魚放到沙鍋中，加適量清水，放入番茄醬和馬鈴薯塊，大火燒開，然後轉小火燉半小時左右，放入黃瓜塊，煮十分鐘左右，放入胡椒粉、精鹽調味即可食用。

上述食療中的青魚味甘，對脾胃有益。中醫認為，青魚可健脾除濕。中醫五行理論認為，脾屬土，土惡濕，為此濕邪最容易損傷脾胃。在日常生活中我們有責任除濕熱，以讓脾胃安康。除濕熱以養脾胃可食用利水滲濕的食物，諸如薏米、紅豆、青魚均可。對於青魚的健脾除濕功效，《食療本草》中說：「惟青魚為最美，補胃醒脾，溫運化食。」從這句話中我們不難看出，青魚性溫，因此除濕熱的同時也不會使脾胃受寒，脾胃虛寒的患者也可以食用。用青魚滋補脾胃，還能益智，經常用腦者可常食。對此，《隨息居飲食譜》中說：「益智強思。」

有的男性患者問我，青魚是滋補脾胃的，也能養肝護肝嗎？中醫認為，人體是一個有機的整體，五臟之間也是如此。五臟之間雖然生理功能各不相同，但是卻彼此相互輔助，維持生命。五臟之間是一個有機的整體，必將一榮俱榮、一損俱損，其中任何一個臟腑的生理功能異常都將波及另一個臟腑；反過來，呵護好其中的某個臟腑，另外的臟腑也會因此而受益。由此推理，滋補脾胃也能養肝強肝。

藏血、主疏泄是肝重要的生理功能，肝中所藏的血受制於脾胃。這是因為中醫認為脾胃是氣血化生之源，倘若脾胃的生理功能出現了問題，氣血無從化生，肝無血可藏，自然就會受到損傷。我們滋養了脾胃，實際上就是幫助肝貯藏血液。血液充盈，肝得血所養，有血所藏，就不會輕易受到損傷。從這點來說，滋養脾胃就是養肝了。

上述食療方中的黃瓜我也要說一下。黃瓜是一種經常食用的蔬菜，其顏色為青色。根據中醫五行理論，青色入肝，有疏肝理氣之功，因此食用黃瓜有助於養肝。除了疏肝理氣外，還有助於改善肝鬱化火導致的身心不適症。對此，《日用本草》中說：「除胸中熱，解煩渴，利水道。」《陸川本草》中說：「治熱病身熱，口渴，燙傷。」

上述這道藥膳，經常食用，對肝有益，可補虛強身、益壽延年。下面再來看一下如何養腎，維持腎主收藏的生理功能。我建議大家食用木耳鯽魚湯。

木耳鯽魚湯

鯽魚一條，黑木耳三十克，生薑一小塊，大蔥一小段，黃酒、植物油、精鹽各適量。木耳用涼水泡發，洗淨，撕小塊；鯽魚按照常規方法處理乾淨；生薑洗淨，切小塊；大蔥洗淨，切成蔥花。坐鍋點火，鍋熱後放入鯽魚煎至兩面金黃色時放到沙鍋中，加適量清水，放入木耳、蔥花、生薑，大火燒開然後轉小火燉一個小時左右，放入適量的精鹽調味即可食用。

這道藥膳中的木耳入腎，有滋陰補腎、生精之功效。鯽魚補虛強身，和木耳相互搭配，可增強對身體的補益功效。

總之，對於男性來講，只有注重維持肝的升發、腎的收藏，增強肝腎的生理功能，才會有充盈的精力應對生活和工作，也才能讓自己有「性福」生活；即使到了中老年，也不至於感覺到疲勞，沒有精氣神。可以說男性注重養肝護腎，就是對身體健康最大的投資。

拒絕五勞七傷，保肝養腎要牢記

五勞七傷均可損傷肝腎，危及人體身心健康，因此平素要養成良好的生活習慣，從一些生活小細節著手呵護好自己的身體。再者就是一旦發現身體出現了異樣，要及時進行調理，以防臟腑損傷加重。

我曾治療過這樣一位患者，他對我講，他的病純粹是累出來的。實際上患者這樣說是有一定道理的。我可以這樣告訴大家，不僅僅是這位患者，很多患者的病都是累出來的。除了累，還有一些不良的生活習慣損傷了臟腑，導致身心健康出現了問題。中醫裡面將這些損傷身心健康的行為歸結為「五勞」和「七傷」。我們先來看一下何為「五勞」。

所謂的「五勞」指的就是久視、久臥、久坐、久立、久行五種過勞致病因素。中醫認為久視傷血，久臥傷氣，久坐傷肉，久立傷骨，久行傷筋。無論是傷到了氣、血，抑或是筋、骨，都對肝不利。

五臟中的肝和其他臟腑一樣，需要氣血的滋養，同時也會盡職盡責地舒暢一身之氣，進而將氣血津液輸送到全身各處，以維持其他臟腑正常的生理功能。倘若五勞過度，導致氣血過度透支，肝失所養，則臟腑整體的陰陽氣血就會失衡，陰陽失衡則百病生。為此不管是站立坐行都一定要適度。

有位男性朋友說，他每天工作到深夜，經常對著電腦，經常坐著，身體不是照樣好好的嗎？每天精力充沛，工作上出類拔萃，將家庭也經營得井井有條，妻子滿意，兒子高興，生活幸福得很。我對這位朋友講，如果你經常過度勞身勞心，身心都得不到充分休息的話，雖然現在身體並無大礙，但是說不定什麼時候，原本固若金湯的身體就會轟然倒塌，出現四肢怠惰、腰腿酸軟、精神不振、視力疲勞、陽痿早洩、反應遲鈍等。量變必將發生質變，這是不可逆轉的。

年輕的時候之所以過度勞累而身體也不會出現這樣那樣的問題，是因為年輕人臟腑生理功能相對旺盛，氣血較為充盈，身體的抵抗力也就比較強。但是，隨著臟腑的衰老，氣血的虧虛，加上之前身體過度勞損，身體就容易出現問題了：可能出現各種不適症，嚴重的話還會出現重病或者是大病。肝鬱氣滯則引起脾胃失和，脾胃失和又將導致肝鬱加重。肝腎同源，肝鬱必定也將損傷腎，影響腎藏精的生理功能。腎精不足，腎氣虧虛，男性則會出現筋骨酸軟、陽痿、早洩等症。可見，積虛成損，積損成勞，積勞成疾，這就是一個漸變的過程。

因為五勞有損身心，所以應適度。只有適度才能身心健康，工作才能更有效率，內心才會感覺充實和幸福。除了防止五勞傷肝，還應預防「七傷」。所謂的「七傷」指的是大飽傷脾，大怒傷肝，強力舉重、久坐濕地傷腎，形寒飲冷傷肺，憂愁思慮傷心，風雨寒暑傷形，恐懼不節傷志。這裡我先來說一下大怒傷肝。中醫認為怒這種情志歸肝所主。當我們憤怒的時候，則會耗損肝中的氣血，反過來肝中的氣血不足或者是肝氣鬱結，人也比較容易動怒。

有的患者問我，七傷中的大飽、強力舉重等也會對肝造成損傷嗎？對於這個問題，其實我在上面已經說過了，這裡再簡單說一下。臟腑之間是一個有機整體，彼此之間是相互影響的，上述這些不良行為起初損傷的臟腑不一，但時間長了必定也會損傷其他臟腑。可見，上述不良行為均有必要進行規避。養成良好的生活習慣，從生活細節著手呵護身體，才能真正擁有健康。

如何針對生活中的事件拒絕五勞七傷，這裡不能一一進行詳細介紹，下面我就介紹兩種防治五勞七傷損傷肝導致的身心不適症的食方，即紅棗羊肚菌煮莧菜和芝麻核桃益智仁粥。

紅棗羊肚菌煮莧菜

莧菜三百克，雞蛋一個，紅棗五顆，羊肚菌三枚，大蒜、鹽、植物油各適量。莧菜去根，洗淨，切段；紅棗洗淨，去核；羊肚菌浸泡至軟，洗淨；雞蛋打散；大蒜去皮，拍碎。坐鍋點火，鍋熱後放適量的植物油，油八成熱時放入大蒜，煸炒出香味後，放入羊肚菌，煸炒二分鐘左右取出；將煸炒好的羊肚菌和事先準備好的紅棗一併放到沙鍋中，加適量清水，大火燒開，轉小火煮二十分鐘左右，放入莧菜，淋入打散的雞蛋，調入鹽，雞蛋熟後即可食用。

上述食療方中的莧菜為青色，五行中青色是入肝的，有疏肝理氣的功效；紅棗可補血養肝；雞蛋、羊肚菌有補虛強身的作用。這些食材組合在一起既能增強肝的生理功能，又能增強人體的免疫力，可謂是一道強身好藥膳。

芝麻核桃益智仁粥

核桃肉十克，黑芝麻二十克，益智仁十克，大米五十克。益智仁洗淨，放到沙鍋中，加入適量清水，小火熬二十分鐘，過濾去渣；核桃肉搗碎，小火炒出香味；大米淘洗乾淨，放到沙鍋中；將益智仁和黑芝麻、核桃肉一併放到沙鍋中，加適量清水，大火燒開，轉小火熬到粥熟爛後即可食用。

對於男人來講，補肝可強身體，壯氣力。不過，若想益壽延年、身體安康，也應重視補腎。腎的生理正常，才能身強體壯、精氣神十足。這道藥膳也就考慮了肝腎同養的重要性，才用黑芝麻和核桃、益智仁一併煮粥。益智仁味酸，能滋陰養肝；黑芝麻和胡桃可滋陰補腎、補腎生精。上述食材搭配在一起，對肝腎有益處。

除了用食療法預防五勞七傷損傷肝腎外，也可以用運動方法進行調理。運動的話，不妨試試八段錦中的「五勞七傷向後瞧」招式。

五勞七傷向後瞧

自然站立，雙腳與肩同寬，雙手自然下垂，全身放鬆，氣沉丹田。頭部向左轉動，兩眼目視左後方，停留片刻，頭轉正然後再轉向右側，目視右後方。注意：轉動時動作要慢，可做十幾次。

上述動作應長期堅持，才能有所療效。當我們工作累了，身心疲倦了，不妨停歇下來，練習一下上述動作。

枸杞子，養肝養腎的不二選擇

枸杞子具有肝腎同補的功效，中醫認為它可補腎生精、補肝血，有助於激發肝腎的生理功能，對肝腎能起到良好的補益作用。

枸杞子是一味藥食兩用的佳品。古人認為經常食用枸杞子可以長生不老，因此它也有「不老子」之名。據說古代的西夏人充分認識到枸杞子的保健功效，於是上到國君，下到黎民百姓，均食用枸杞子。一時間，用枸杞子進行食療在西夏竟然成了一種時尚。不僅如此，西夏的昊王，死後的陪葬品竟然也用了枸杞子。可見，古代的西夏人確實將枸杞子視為保健養生的「聖品」。

不僅是古代人，現代人對枸杞子也非常鍾愛。飯店的很多種美食中都有枸杞子的身影，尤其是一些滋補類藥膳，更是離不開枸杞子。枸杞子一方面起到點綴功效，另一方面則源於它的獨特保健功效。當然，枸杞子也是家庭當中必備的食材，煮粥、煮湯的時候放點進去，既增加了食物的美感，又有助於強身健體，真可謂是一舉兩得。

之所以從古到今人們熱衷於用枸杞子進行保健養生，是源於其獨特的功效。中醫認為枸杞子滋補肝腎、益精養血，經常食用可增強人體的免疫力，因此枸杞子是滋補扶正良藥。用枸杞子對身體進行調養可以單獨嚼食，也可以和其他食材搭配起來食用，諸如用枸杞子泡酒、泡茶、蒸雞等。將枸杞子和其他食材一起搭配，便成了滋補類藥膳，使食物也具有了藥物的功效，能改善身體虧虛，增強體質，對於肝腎陰虛導致的腰膝酸軟、頭暈目眩、虛勞咳嗽、消渴、遺精等症均有良好的保健功效。下面介紹幾種枸杞子藥膳食療方。

枸杞酒

枸杞子三十五克，白酒一千克，人參二克，熟地十克。枸杞子洗淨，人參烘軟切片，將枸杞子和人參用紗布包好，待用；將紗布包好的枸杞子、人參及熟地一併放到酒罈中，密封二個星期左右，飲用時用細布濾除沉澱即可。

枸杞子可補腎生精、補肝血。人參味甘，可補氣健脾，也有助於補氣生血。熟地補血滋陰，補精益髓，也是一味良好的滋補藥。用上述三種中藥泡酒，對於乏力、自汗、失眠、腰痛等症都有良好療效。此外，還有助於提高免疫力，防範病邪的發生。經常適量飲用，有助於延年益壽。

如果覺得上述方法比較繁瑣或者是家裡面沒有人參和熟地的話，可以直接用枸杞子泡酒，也具有良好的保健功效。直接用枸杞子泡酒的話，先準備枸杞子二百克、白酒一千克；將枸杞子去雜質，洗淨，直接放到酒罈中浸泡，密封，兩個星期後就可以飲用了。每次口服一小杯。飲用枸杞子酒的時候，建議你慢慢品，而不是一口氣喝下去，只有品酒才能感受其中的樂趣所在，當然，這也有助於放鬆身心，將枸杞酒的療效發揮得更好。

杞菊草魚

菊花瓣三十克，草魚一尾，枸杞子十五克，冬筍十克，生薑一小塊，蔥白一顆，植物油、料酒、胡椒粉、鹽各適量。草魚按照常規方法處理乾淨，在魚身上用刀劃幾下，這有助於入味；生薑洗淨，切片；枸杞子去雜質，洗淨；蔥白洗淨，切成蔥花；菊花洗淨；冬筍洗淨，切片。將已處理乾淨的草魚放到鐵盆中，將生薑一片片塞到劃開的魚肉裡面；上面撒上蔥花、菊花，放入胡椒粉、鹽、料酒；將植物油放到熱鍋中，燒開，然後將其澆在魚身上；將魚澆完熱油後，用冬筍片覆蓋，放入蒸籠蒸三十分鐘即可。

枸杞紅棗烏雞

枸杞子四十克，紅棗二十枚，烏雞一隻，生薑一小塊，精鹽適量。將烏雞按照常規方法處理乾淨，剁塊，入開水中焯一下；紅棗用清水浸泡十五分鐘，洗淨，去核；生薑洗淨，切小片；枸杞子洗淨。將準備好的原料一併放到沙鍋中，加適量清水，大火燒開，然後轉小火燉一個半小時左右即可。

枸杞子除了食療之用，也可以敷貼穴位。用枸杞子敷貼穴位，有助於糾正臟腑陰陽失衡，改善經絡氣血的運行，進而起到祛病強身的功效。

枸杞子敷貼穴位

將枸杞子軋碎，然後用醫用膠布將軋碎的枸杞子敷貼在肝俞穴和腎俞穴所在處，能起到補肝強腎之功。

如果用枸杞子貼敷後穴位所在處出現了麻木、溫、熱、癢等不適感，不用緊張，這是藥物滲入經絡正常的反應，只要患者能承受得了就可以。如果患者承受不住的話，可適當減緩敷貼時間，以後逐漸加長。切忌用手抓撓，以防感染。

烏梅疏肝且養腎，男人應常備

男人若想提高生命品質，增強「性」福指數，保持心態平和，就應肝腎同養。養肝補腎可食用烏梅。烏梅為一種黑色、酸味食材，具有收斂肝火、滋陰補腎之功，可有效增強肝腎功能，男人可常飲用。

聽我的一個廣西朋友講，在廣西南寧一帶，有很多人喜歡飲烏梅酒、喝烏梅湯，原因是烏梅能滋陰清熱，還能降血壓。為了瞭解烏梅酒、烏梅湯是否具有這些功效，朋友特意向我請教一番。我告訴他，烏梅有肝腎同養之功，因此男性應常食用。朋友很不解其中的原因所在，下面我就來說一下。

我們都知道，烏梅的顏色為黑色，但我要告訴大家這並不是烏梅的本色。烏梅是由青梅薰製而成的，經過薰製後由青色變成了黑色，也就成了大家所見到的烏梅。烏梅顏色為黑色、味酸。根據中醫五行理論，黑色入腎，酸味入肝，這樣一來烏梅自然也就具有了肝腎同養之功效。因為在眾多的酸性食物當中，烏梅的酸性較強，為此對肝最有裨益。酸能收斂，可降肝火，維持肝陰陽氣血平衡。肝中陰陽氣血調和，肝血不肆意上行，有助於保持血壓平穩，預防高血壓。可見，酸梅的確是養肝護肝的功臣。

對於烏梅的功效，清代名醫劉鴻恩說：「烏梅最能補肝，且能斂肝，功效甚大，凡肝經病證，用之皆效。」因為酸梅能收斂肝火、滋補肝陰，為此肝火旺、肝陰虛患者可常食用。記得我曾診治過一名肝火大的患者，他因肝火旺而出現了煩躁易怒、失眠、大便秘結等症。我為他開了一些清熱去火的藥物調理了一段時間，上述由肝火導致的身體不適症得到改善後，他考慮到是藥三分毒，便想用食療法進行調理，於是我推薦了烏梅這味肝腎同補的食材。當時正是夏天，烏梅有清熱解渴的功效，他也就欣然答應。持續了半個月，來複查，身體已無大礙。

在介紹相關的烏梅食療方時，我要先說一下為什麼有些人的肝火會比較大。所謂的火無非就是火熱之氣，那麼，肝火大就是肝中的陽氣佔據了主導地位，陰陽失衡了。這種情況下身體會有一系列燥熱的症狀，諸如口乾、便秘、身體煩熱、心中煩躁等症。之所以會出現肝火比較旺盛的症狀，和過食辛辣飲食、不良情緒、外界火氣入侵、熬夜等關係最為密切。

在日常生活中，很多男性都喜好食用辛辣之物，有的人甚至無辣不歡。辛味為五味之一，能運行氣血、發散邪氣。我們都知道，食辛辣之後人往往會出汗，這實際上就和辛味的發散、行氣活血的功能有關係。雖然食用辛味有一定的好處，不過這也要在適度的範圍內。若是過量食用辛味，就會導致辛味發散太過，內熱化火，波及五臟中的肝，導致肝火大。

不良情緒也是引發肝火的原因之一。不良情緒可導致肝氣鬱結，肝氣鬱結時間長了就會化火，出現肝火過大的情況。

外界火熱之邪氣入侵，導致肝中陰陽失衡也是引發肝火旺的主要原因。此外，就是熬夜。現今很多男性工作壓力大，為此不得不經常熬夜。經常熬夜會耗損肝血過度，由此導致肝中火氣旺。

不管是何種原因引發的肝火，都可以用烏梅藥膳進行調理改善。酸能收斂，將肝火收斂住，使其不肆虐。加之烏梅可滋陰補腎，腎水補足，對平降肝火也有較好的幫助。下面來瞭解幾道烏梅食療藥膳。首先來看一下酸梅湯。

酸梅湯在清朝時成為了宮廷御用飲品，只不過那時候並不叫酸梅湯，而是叫「士貢梅煎」，別名「清宮異寶御製烏梅湯」。因其可除熱除煩、生津止渴，受到宮廷人士之喜愛，後來傳入了民間。一時間，大街小巷隨處可見賣酸梅湯的小商販，飲用酸梅湯也成了一種時尚。下面介紹一種酸梅湯的做法。

酸梅湯

烏梅三十克，陳皮十五克，山楂乾四十克，甘草三克，冰糖適量。將烏梅、陳皮、山楂乾、甘草分別浸泡半個小時，洗淨；將上述原料一併放到沙鍋中，加適量清水，小火熬四十分鐘，盛出湯水，再加清水煮一次，將兩次所熬的湯混合，放入冰糖調味即可飲用。

這道湯飲中除了烏梅外，還有陳皮、山楂和甘草三味。陳皮也就是我們所說的橘子皮。根據中醫五行理論，黃色最喜入脾胃，為此陳皮在這裡的作用是健脾開胃、補益脾氣。脾胃是人體的後天之本，可促進氣血化生，而肝又是藏血之臟，為此滋補脾胃對肝也有好處。

山楂味酸，顏色為紅色。在中醫五行理論中紅色能補血，酸味能補肝，可見山楂的功效為補血養肝。根據陰陽學說，血屬陰，滋陰有助於降火，維持肝中陰陽平衡。

甘草是一味甘味中藥，有和事佬的美名。之所以有此美名是因為它能調和諸藥，降低各藥物的毒性。這是甘草的主要功效之一。此外，其味甘，在中醫五行理論中甘味入脾胃，所以，甘草和陳皮一樣也能滋補脾胃，增強脾胃的生理功能。

上述這些原料搭配在一起，顯著增強了肝腎的生理功能，可謂是一道不錯的滋補飲品。除了上述湯飲，還有一種湯也有很好的滋補功效，即烏梅大棗銀耳湯。

烏梅大棗銀耳湯

大棗一百克，烏梅二十克，銀耳二朵，冰糖適量。大棗洗淨，去核；銀耳泡發，撕小塊；烏梅洗淨。除銀耳外，將上面準備好的原料一併放到沙鍋中，加適量清水，大火燒開，用小火熬四十分鐘，再將銀耳放入，熬十幾分鐘即可，食用時可加冰糖調味。

這道湯飲也是滋補肝腎的能手，男人可常食。

黑色食物應成為男人的最愛，肝腎同補一生幸福

現代男性壓力大，過於勞累，經常熬夜，導致肝中氣血耗損嚴重，因此需要養肝。由於腎屬水，肝屬木，腎水可涵養肝木，因此若想增強滋補功效，不妨在養肝的同時也滋養一下腎，以求肝腎同養。肝腎同養可經常食用黑色食物，諸如黑米、黑豆等。

女性不管是胎產還是孕育，均離不開血。肝是藏血之臟，關乎周身氣血狀況，因此對女性來講養肝是首要任務。那麼，是不是意味著男性對此可以不予理會呢？當然不是，男性也應該重視養肝不放鬆。

在前面我說過，肝藏血，主疏泄以通為順，如果肝的生理功能出現問題，則易導致氣血虧虛、運行紊亂，由此引發消化失調、高血壓等疾病。因此，對於男人來講，養肝也不應放鬆，這是由肝的重要功能決定的。

養肝的方法有很多，我將這些林林總總的方法分為兩種，一種是直接養肝法，一種是間接養肝法。中醫認為，綠色、酸味入肝，為此我們平時可以適當食用綠色的和酸味的食物，來達到直接養肝的功效。當然，也可以透過刺激肝經上的穴位，以達到增強肝生理功能的目的。這些方法都是直接對肝進行調理，也就是所謂直接養肝法。間接養肝法，則是透過補養其他的臟腑來達到養肝護肝的目的。比如可以透過補腎、補心、補肺來助肝一臂之力。這裡我只先說一下如何透過補腎來達到補肝的目的。

中醫認為，腎是藏精的，肝是藏血的，腎精可轉化為肝中血液，對肝起到涵養功效，有助於肝正常生理活動的維持。血也可以轉化為腎精，對腎有益。腎的生理功能得以增強，則反過來又會使肝受益。

接著從氣血運行的角度來看補腎對肝的益處。中醫認為腎藏精，腎精可轉化為腎氣。氣血又是相伴而生的，腎氣的充盈程度會影響到肝中血液充盈狀況，影響到周身的氣血循行，關係到預防肝鬱導致的胸悶、兩肋疼痛、食慾缺乏、面色蒼白等症。氣血津液充足通暢，肝腎生理功能正常，則可以遠離疾病，而且每天都有一個好心情。

當然，補腎並不僅僅是出於養肝的需要，也是維持生命活動的需求。為了便於大家理解其中的利害關係，這裡我來做一下簡單說明。中醫認為腎有一個非常重要的生理功能，即藏精，它是養生的根本。腎精充足，人的生命力才能旺盛，身體才能健康。如果腎精虧虛，則身體的免疫能力就會下降，生出疾病，還會影響到男性的生殖機能，出現遺精症。為此，不管是為了提高生命品質，還是為了「性」福生活，男性都有必要養腎。

上面說了一下肝腎同養的重要性，那麼，要如何養才能收到良好功效？我建議大家用黑色食物來調養。根據中醫五行理論，腎屬水，黑色食物也屬水，能滋養五臟中的腎。既然黑色食物能強腎，男性就不妨在飲食中增加黑色食物攝入量。為了增強滋補肝腎的效果，可以將黑色食材和綠色食材或者是酸味食材一併搭配使用。根據中醫五行理論，綠色喜入肝，最滋養肝，適當進食綠色食物能助肝生理功能旺盛。黑色養腎，綠色養肝，黑綠搭配自然有助於更好地發揮對肝腎的滋養功效。下面我就介紹兩道由黑色食材和綠色食材組合而成的肝腎同養菜。

烏雞綠豆湯

烏雞一隻，綠豆一百五十克，料酒、薑、鹽各適量。將烏雞按照常規方法處理乾淨後，剁塊，用開水焯一下；綠豆洗淨，提前用清水浸泡一晚；生薑洗淨，切小片。將烏雞、生薑先放到沙鍋中，加適量清水，小火燉一個小時；放入綠豆，小火熬半個小時，放入適量精鹽即可食用。

我有一位患者，姓劉，有腎虛的毛病。自從知道此湯飲有良好的補腎功效後，時不時都會給自己烹調食用。喝了兩個月，漸漸地心理上有些排斥這道菜，只是礙於此湯飲有補腎生精、養肝排毒之功才持續食用。有一天，劉先生打電話給我，問我有沒有其他食療法，這樣每天變著花樣吃，既能調養身體，也不會出現厭煩之感。於是，我向他推薦了菠菜烏雞湯。在這道湯飲中，除了烏雞和菠菜，還有玉竹、枸杞子和山藥。玉竹是一味中藥，因其莖幹強直，似竹箭杆，有節，故有玉竹之名。玉竹的主要功效為養陰生津，可滋五臟之陰。枸杞子可藥食兩用，其色為紅色。根據中醫五行理論，紅色是補血的，為此用點枸杞子可滋補肝中氣血。山藥的主要功效為補腎生精，可有效改善身體羸弱狀態，增強免疫力。身體狀況不佳或者是慢性疾病患者可長期食用，有很強的滋補功效。下面我就來說說這道滋補肝腎的佳餚菠菜烏雞湯。

菠菜烏雞湯

烏雞一隻，菠菜一百克，枸杞子、淮山藥各三十克，玉竹二十克。將烏雞按照常規方法處理乾淨後，剁塊，用開水焯一下；菠菜去根和黃葉，洗淨，切段；山藥去皮，洗淨，切塊，浸泡在鹽水中防止其氧化變黑；玉竹洗淨，放到沙鍋中，加入清水，煎二十分鐘，去渣留汁；將烏雞、山藥放到沙鍋中，加入適量清水，大火燒開，轉小火熬一個小時，放入菠菜和玉竹藥汁，煮到菠菜變色後即可食用。

當然，肝腎同補不一定非要黑綠食物一起搭配，單用黑色食材也能起到療效。諸如黑米粥、桑葚酒等均可。

在用食療法滋補肝腎的同時，也不妨做做養腎功法，它能舒暢經絡，活氣活血，讓你精氣神充足。下面介紹一個養腎小功法。

「鳴天鼓」

將雙手搓熱，兩掌心緊貼兩耳，十指放到腦後，用除了大拇指外的四指有節奏地對腦部進行叩擊，早晚各一次，每次五十下。

食療法也好，養腎功法也罷，適合自己的就是最好的。只要你找到了適合自己的方法，就能身心愉悅，就能健康，就能益壽延年。這樣，目的也就達到了。

宮廷秘方煮料豆，柔肝補腎糾虛有方

肝腎同源，為此補腎也可以增強肝的生理功能。補腎最常用的食物就是黑豆，黑豆的食療方很多，不過，在宮廷秘方裡面有一種方法療效較佳，即煮料豆，將黑豆和各種滋補肝腎的中藥一起煮，以加強柔肝補腎之療效。

黑豆不僅是一種食品，也是一味補虛的中藥。根據中醫五行理論，腎屬水，而黑色也屬水，為此黑色食物能補腎強身。黑米、黑芝麻、黑豆、黑木耳、黑棗、烏雞等均是補腎的黑色好食材，在日常生活中均可以利用這些物美價廉的食材進行養生保健。雖然大部分黑色食材均具有強腎之功，不過在各種食材當中黑豆的補腎功效卻更勝一籌。正是基於以上原因，一些地方才流傳「要想長壽，常吃黑豆」、「要想延年益壽，每天吃點黑豆」的民諺。對於黑豆的補腎功效，明代非常有名的醫學家李時珍說：「服食黑豆，令人長肌膚，益顏色，填筋骨，加力氣，乃補虛之神秘驗方也。」

黑豆補腎的功效是不言而喻的。因為其可滋陰補腎，因此也有助於增強肝的生理功能。這其中有兩點原因，一點為腎水可涵養肝木，腎水足則肝得養；另外一點是中醫認為腎精可轉化為血，血可養肝，因此透過養腎就可以達到肝腎同養之目的。養腎養肝就可以食用黑豆。尤其是現代人，更是應經常吃點黑豆，來補一下我們的腎。

匆匆忙忙的現代人，工作忙，操心的事情多，這導致精力透支。我們每天忙碌，實際上就是在損耗精血，你每天忙碌的時間越長，損耗的精血就越多。如果你每天工作都很疲倦，身心得不到有效休息的話，就會傷腎傷肝。因此，現代人，尤其是每天疲於奔命的人，我建議你用黑豆補一補。每天來點黑豆，花不了多少錢，卻能很好地補身子，何樂而不為呢？

當然，除了忙忙碌碌的上班族外，中年人、女性朋友最好也每天來點黑豆。俗話說「人過四十天過午」，意思是人過了四十歲，身體就一天不如一天了，如果不注意調理的話，很多疾患就來了，諸如高血脂、動脈硬化、腰痛等。因此，中年人也應注意關注自己的腎。腎氣足，氣血足，自然就會百病難生。不僅如此，心理上也會有一種愉悅滿足感，對於這類人雖然臟腑在日漸衰老，但是生命品質還是比較高的。

女性在飲食中也應不離黑豆。這是因為女性一生中都離不開氣血，而腎精可化生腎氣和血，為此吃點黑豆能補氣補血。將氣血補足了，臟腑、肌膚得養，不僅有助於強身健體還有助於美容養顏。此外，女性經常吃點黑豆還有助於改善更年期的各種不適症。

說了這麼多食用黑豆的好處，相信很多人已經迫不及待想知道如何食用黑豆了。黑豆的食用方法可分為兩種，一種被稱之為煮料豆，即將黑豆和藥物同煮用之。煮料豆法為宮廷秘方。對於煮料豆的功效，明太醫劉俗德《增補內經拾遺方論》說：「老人服之能烏鬚黑髮，固齒明目。」除了煮料豆法外，還有一種方法為單用法，即不與其他藥搭配起來使用。即使不與其他中藥搭配起來使用，黑豆也具有良好的肝腎同補功效。對於單服黑豆的功效，《本草綱目拾遺》記載：「服之能益精補髓，壯力潤肌，髮白後黑，久則轉老為少，終其身無病。」首先介紹一種煮料豆法。

煮料豆

當歸十二克，枸杞子二十五克，牛膝、生地、熟地各十二克，首烏二十五克，白芍、菊花、川芎、甘草、陳皮、白朮各三克，炒黃耆六克，黑豆五百克。將準備好的中藥和黑豆一併放到沙鍋中，加適量清水，小火燉煮；煮到黑豆熟爛後，去中藥，食豆。

這道藥膳不僅能烏髮，還能補虛，改善體質，有助於益壽延年、祛病強身。雖然上述藥膳功效佳，但因裡面含有多種中藥，因此服用前一定要諮詢醫生，瞭解一下自己的體質是否適合服用，以防增加身體負擔，非但沒有強身，反倒損傷臟腑。相對於煮料豆的方法來講，單用黑豆呵護則省去了考慮藥物對身體適應性的問題，可以說大部分人都適宜用其進行身體保健。下面我介紹黑豆的幾種單服法。

桑葚紅棗黑豆湯

桑葚二十顆，黑豆三十顆，紅棗九顆，紅糖適量。桑葚洗淨，黑豆洗淨，紅棗洗淨去核；將黑豆、紅棗、桑葚分別放到清水中浸泡，浸泡一個小時左右；將泡好的黑豆、紅棗、桑葚一併放到沙鍋中，加適量清水，小火慢燉，燉到豆子軟爛、棗香味燉進湯裡就可以了；加紅糖調味，即可食用。

醋泡黑豆

黑豆五百克，食醋適量。將黑豆洗淨，晾乾；將其放到平底鍋中，中火炒五分鐘左右，等黑豆皮裂開後，改為小火，再炒五分鐘；將炒好的黑豆晾涼，然後放到食用醋當中浸泡，浸泡兩小時左右就可以食用了。

醋泡黑豆有減肥、明目、烏髮、美白等諸多功效，因此適當食用有助於身體健康。在日常生活中，鑑於其製作方法簡單，具有多種保健功效，為此越來越多的人青睞這種保健養生法，有些人甚至將其視為擺脫疾病的神奇寶貝。在這裡我要給大家提個醒，雖說醋泡黑豆對多種疾病均有輔助治療作用，但是脾胃不和的人不宜食用，以防加重脾胃負擔。再者就是如果身體出現疾病的話，不能抱著有病就食黑豆的想法，需要及時就醫，以防病情加重。當然，如果你身體並無大礙，脾胃也比較好，只是頭髮不好、視力不佳的話，食用醋泡黑豆還是頗為有益的。

何首烏入餚，肝腎同補身體壯

何首烏是一種名貴的中藥，也是食療保健佳品，有生、製之分。製何首烏可補腎精、益肝血，有肝腎同補之功。生何首烏可以改善便秘症，但其具有一定的毒性，因此使用時應遵醫囑。

金庸小說《碧血劍》裡提到了這麼一味藥——「茯苓首烏丸」，很多人都希望能得到這味藥，以祛病強身。小說中記載這味中成藥由千年茯苓、人形何首烏、老山參、珍珠粉等多種名貴中藥組成。其他的中藥我們不去談及，下面來瞭解一下何首烏的功效。

中藥何首烏其中的何為姓氏，因為傳說為一個叫何田的人發現，因此前面冠其姓氏。這裡的首指頭髮，烏也就是烏黑之意，從字面上理解，何首烏即為頭髮烏黑。可以說，能使白髮變黑髮是何首烏的主要作用之一。不過，何首烏的功效遠遠不止這些。中醫認為，何首烏的主要功效為補腎。

腎藏精，腎精可化生腎氣，而腎氣又決定著一個人的生長壯老已，可見腎的生理狀況不僅關係到身體的健康狀況，也關乎壽命的長短。因為「腎在體為骨，主骨生髓，其華在髮、開竅於耳及二陰，在志為恐」，所以，如果腎的生理功能異常，大小便會受到影響，骨、耳、腰的健康會受到影響，此外還會傷肝。

根據中醫五行理論，腎屬水，肝屬木，腎水對肝木具有滋養的功效。腎水足，則肝木才能蔥蔥鬱鬱；如果腎水不足則對肝木的滋養之功下降，肝木就很難煥發出生機和活力。基於以上原因，在日常生活中，你一定要護好你的腎，讓你的腎不虛。將腎呵護好有助於益壽延年，也有助於養護好骨、耳、腰，當然也有助於養肝。

說了腎的這麼多重要作用，那麼要如何養腎以達到肝腎同補之功效呢？因為何首烏可補腎生精，為此用何首烏進行食療自然是一個不錯的法子。有的患者說，何首烏真能補腎？當然，這是古人長時間的經驗積累總結出來的。對於何首烏的補腎功效，宋代的《開寶本草》記載：「益氣血、黑髭鬢、悅顏色，久服長筋骨、益精髓，延年不老。」明代李時珍在《本草綱目》中記載：「此物……能養血益肝，固精益腎，健筋骨，烏髭髮，為滋補良藥。」可見，這味中藥確實有以上功效。

何首烏雖然可補腎養肝，但是應注意其在使用過程中有生、製之分。如果是日常保健之用，基本上都是製何首烏。製何首烏的主要功效為補肝腎、益精血，肝腎不足、血虛的人用其食療具有良好的滋補功效。生何首烏的主要功效為解毒、通便，不過它有一定的毒性，為此如果用之不當的話會中毒，出現頭暈乏力、呼吸困難等症。為此，使用何首烏一定要注意生、製之分，以防中毒。下面我介紹幾道製何首烏的食療方，注意這裡用到的中藥如果未作特殊說明均指的是製何首烏。

何首烏煨雞

母雞一隻，何首烏三十克，食鹽、生薑、料酒各適量。將母雞按照常規方法處理後，剁塊，用開水焯一下；生薑洗淨，切片；何首烏洗淨，備用；將何首烏用紗布包好，連同雞塊、生薑一併放到沙鍋中，加適量清水，大火燒開，轉小火慢燉，燉一個小時左右，放入食鹽、料酒即可食用。

何首烏粥

何首烏二十克，粳米五十克，紅棗四枚，白糖適量。粳米淘洗乾淨；何首烏洗淨，研碎；紅棗洗淨，去核。將淘洗好的粳米和洗淨的紅棗一併放到沙鍋中，加入適量清水，煮粥；煮到粥快熟爛時放入何首烏粉，再燉煮十分鐘，放入適量的白糖即可食用。

何首烏羊肉

何首烏三十克，黑豆、胡桃仁十五克，羊肉四百克，生薑一小塊，胡椒粉、蔥、精鹽、料酒、醬油、植物油各適量。羊肉洗淨，用開水焯一下，切小塊；生薑洗淨，切片；黑豆、胡桃仁用清水洗淨；大蔥去皮，洗淨，切成蔥花。鍋內放適量的植物油，油八成熱時，放入羊肉炒一下，炒至七成熟時，撈起肉塊；鍋內留底油約二十克，下薑、蔥炒出香味，然後將其轉移到沙鍋中，將羊肉、黑豆、何首烏、胡桃仁、醬油一併放入，再放入適量清水，小火燉煮；燉到上述食材快熟爛時放入胡椒粉、精鹽、料酒調味，然後再燉煮二十分鐘即可食用。

何首烏雖然具有良好的滋補功效，但畢竟是一味中藥，因此用它進行食療的話一定要事先諮詢醫生。再者就是不宜長期用何首烏進行食療，以防對身體造成不必要的損傷。如果你的體質不適宜用何首烏進行食療的話，那麼不妨練習以下運動方法，同樣也具有肝腎同補的功效，相信你只要堅持一段時間，就會發現身體正在發生著某種變化。

攀足握腳

自然站立，兩臂平舉，慢慢往上抬，抬過頭頂，兩手掌朝上，做托舉式。保持上身挺直，然後以腰為軸，將身體慢慢向前傾；頭最好貼在兩腿上，用手握住腳尖，同時深呼吸，保持片刻；然後慢慢直起，恢復起始動作，放鬆。接著慢慢下蹲，兩手從後腰命門開始沿雙腿後側下行攀握兩足跟，深呼吸，保持片刻。可以反覆做，每次做三分鐘即有良好的保肝腎療效。

秋吃栗子，讓你肝舒腎好心情好

秋天一到，炒栗子則成了大街小巷一道獨特的景觀。炒栗子的人揮汗如雨，排隊買栗子的人則垂涎欲滴地等待栗子出鍋。我的朋友說，這個場面很生活，很溫馨。我也有同感，每每到了秋天，飄零的落葉總會讓人有些悲秋的情愫，不過看見炒栗子的場面後心裡面的悲傷情緒都被驅趕而去，原來秋天也可以如此愜意。當然，愜意的不僅僅是心，還有身。栗子能讓人的身體健康起來，這源於栗子的補腎養肝功效。

我先不給大家說栗子的具體功效，先看這樣兩個案例。《本草綱目》記載了下面這樣一件事情。古代有個名叫周武的人，患腰腿無力症，行走困難。他吃了很多藥，可就是不見效。可是，有一次卻無意中將這腰腿無力的毛病給治好了。原來，有一天他的朋友邀請他到栗子林遊玩。當時恰巧是秋天，正好是栗子成熟的季節，見到滿樹的栗子，周武頓生喜愛之情，於是忍不住摘一個品嚐一下。吃了之後，頓覺滿嘴幽香甘甜，越吃越想吃，於是飽餐一頓。沒想到飽食栗子後居然治好了他多年的頑疾，真是「有心種花花不開，無心插柳柳成蔭」。

接下來看第二個案例，這個案例提到的人物是赫赫有名的文學家蘇東坡。據說蘇老先生晚年患上了腰腿疼痛的毛病，他的一個朋友瞭解到他的困擾後，便建議他食用生栗子進行治療，也取得了不錯療效。對此，蘇東坡還做了一首詩來稱讚栗子：「老去自添腰腳病，山翁服栗舊佳方。客來此說晨興晚，三咽徐收白玉漿。」

從上面兩個案例中，我們可以看出栗子具有強壯筋骨、舒筋活絡之功效。栗子之所以能具有以上功效是因為其能補腎健肝。腎主骨，肝主筋，肝腎的生理功能增強，自然筋骨也就強壯了，還愁有腰腿疼痛的毛病嗎？當然，吃栗子不僅僅是改善上述不適症，因為其增強肝腎的生理功能，還能疏肝解鬱，調節人的心情；此外，還能健脾養胃。中醫認為脾胃是後天之本，脾胃有一個非常重要的生理功能，即化生氣血，氣血是肝腎和其他臟腑的養料，為此我們也可以說吃栗子能補五臟安六腑。下面我就來介紹栗子的幾種食用方法，希望能幫助大家滋補肝腎，增強體質，預防疾病的發生，每天都能有一個好心情。

板栗燉烏雞

鮮板栗十枚，烏雞一隻，生薑一小塊，精鹽適量。烏雞按照常規方法處理乾淨，剁塊，用開水焯一下，然後晾涼；板栗洗淨。將烏雞塊、板栗一併放到沙鍋中，加入適量清水用小火燉煮，煮二個小時左右放入適量的精鹽即可食用。

板栗燉排骨

排骨五百克，豬瘦肉二百克，板栗五十克，生薑一小塊，精鹽適量。排骨剁塊洗淨，用開水焯一下以去掉裡面的血水；生薑洗淨，切小片；將板栗洗淨，放入小盆中，加精鹽少許，用開水浸沒，蓋上鍋蓋，焖五分鐘取出去皮；豬瘦肉洗淨，切小塊。將準備好的原料一併放到沙鍋中，加適量清水，小火慢燉，燉二個小時加入適量的精鹽調味即可食用。

板栗桂圓粥

小米一百克，玉米粒、桂圓各五十克，板栗十顆，紅糖適量。板栗洗淨，放到小盆中，放入適量開水，燜五分鐘取出去皮；桂圓洗淨，去皮；小米、玉米粒分別洗淨。將準備好的原料一併放到沙鍋中，加適量清水，小火慢燉；燉到上述食材熟爛後，放入適量的紅糖調味即可食用。

當然，栗子不僅可以熟食，也可以生吃。對於肝腎虧虛患者來講，每天可食用六至七個栗子，細細咀嚼，連津液吞咽，可以達到良好的補益效果。雖然栗子不管是生吃還是熟吃均具有良好的補益功效，但是應注意一次不宜食用過多。如果生栗子吃多了，則不易消化，會損傷脾胃；熟栗子吃多了，則阻滯腸胃，可能會引發便秘。再者就是，兒童消化能力比較差，更不宜多食。一般來講，每天食用五至十個即可。

食用栗子能補肝補腎，讓我們每天都能有一個好心情，當然也能讓我們的身體越來越好。若是除了食用栗子外，再對一些肝腎同養的穴位進行按摩，療效會更好。下面我介紹一種肝腎同養穴位按摩法，即按摩太溪穴。

按摩太溪穴

用大拇指進行按摩，或者用按摩棒進行按摩均可，每次可按摩二分鐘。在按摩的過程中應注意，按摩的力度應以患者能承受為準。如果按摩後，穴位處出現了酸脹麻的感覺，說明按摩起到了療效，應繼續堅持按摩。

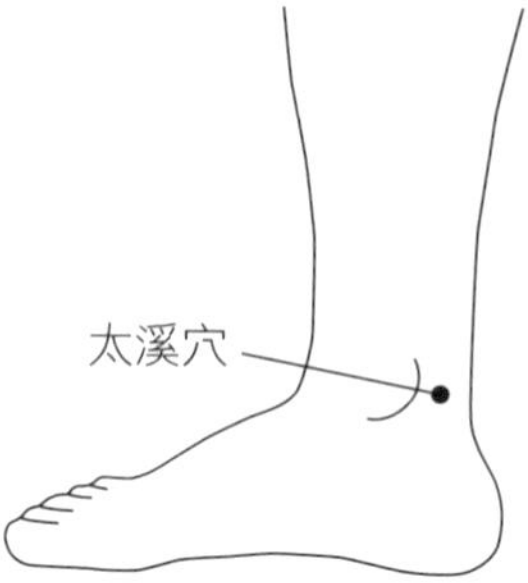

太溪穴

太溪穴是腎經的原穴，對這個穴位進行按摩可滋腎陰、補腎氣、溫腎陽，具有良好的補腎功效。因為腎水可涵養肝木，為此對這個穴位進行按摩也有助於養肝。因為太溪穴是腎經起始的穴位，為此對這個穴位進行按摩，還有助於激發腎經通暢氣血的功能。腎經功能增強，腎水充足，自然能有效發揮對肝的滋養功效。

飲食多些黑綠搭配，肝腎不累

我有一位患者，從我這裡看完病之後，開始癡迷食物搭配的研究。沒想到皇天不負苦心人，幾年過去了，不僅廚藝長進了，對於食物的功效、食物之間的搭配幾乎都掌握得一清二楚，因此我經常說她是營養大師。當然，只要你肯，你也可以成為一名優秀的烹調師、營養師。不過，在烹調美味菜餚之前，你也應和我的那位患者一樣，需要掌握食物顏色與臟腑之間的關係，只有這樣才能讓各種各樣的食材為你所用。

食物的顏色不同，功效也不一樣，中醫五行理論認為五色養五臟：白色養肺，黑色養腎，黃色養脾，青色養肝，紅色養心。這裡我只先說一下黑色食物和青色食物的功效。根據中醫五行理論，黑色屬水，而腎也屬水，同氣相求，因此黑色食物能補腎。在飲食中適當攝入黑米、黑芝麻、紫菜等黑色食物能補腎氣、滋陰補腎。腎中精氣充足人體就強壯，如果腎氣不足人體就會虛弱；因為黑色食品恰恰有補腎中精氣的作用，所以經常攝入黑色食物對身體是很有益處的。可以說，攝入黑色食物不僅能強身，還能增強身體的免疫功能，預防病邪發生。此外，攝入黑色食物還有助於美容養顏、延緩衰老，因此女性朋友不妨用其來進行保養。

用黑色食物補腎的話，往往是與其他食材搭配在一起食用。可以幾種黑色食材相互搭配，增強補腎的功能，也可以與其他顏色的食材搭配在一起食用。與紅色食物相互搭配，有助於養心安神；與白色食物一起搭配，有助於滋陰潤肺、補腎生精；與黃色食物一起搭配，既可以補先天之本脾胃，又可補養後天之本，有助於增強體質，改善身體虧虛狀態；與青綠色食材一起搭配，則疏肝理氣、補益腎氣，有助於身心健康。這是因為青色入肝經，可增強肝的生理功能，對肝達到有效的呵護功效。

可見，將綠色食物和黑色食物在一起搭配能改善虧虛，使人精氣神充足。在瞭解黑色和綠色食物相互搭配的食療方之前，我們不妨先來說一下肝腎為什麼會虧虛。大家只有瞭解了肝腎虧虛的根本原因，才能從根本上解決肝腎虧虛的問題。中醫認為肝腎虧虛主要有兩個原因，第一個原因是外邪入侵。外邪從眼耳口鼻、肌膚等部位入侵人體後，如果不能及時有效地清除出體外，就會在體內滯留，成為致病原因，諸如比較常見的風寒、風熱感冒，實際就是外邪入侵致病。當然，風寒、風熱感冒並不是嚴重的疾病，但如果得不到及時有效的治療，這些外邪入侵所致的疾病便會加重，損傷肝腎，導致肝腎虧虛。

第二個原因為過勞受損。說起過勞，很多人都受過身體過度勞累之苦。實際上，中醫裡面所說的過勞，不僅指身體上的勞累，還包括心理上的勞累，以及房事過度。以上原因均可導致肝腎虧虛，累及人體的精氣神。

當然，除以上兩點原因外，還有一些其他的原因。諸如飲食偏嗜、心理壓力過重、飲食污染等，往往也是導致肝腎虧虛的主要原因。為此預防肝腎虧虛，不僅平時要用綠色食物和青色食物進行食療，還應注意防範外邪入侵，養成良好的飲食習慣，防止過度疲勞……尤其是已經出現了腰酸、耳鳴、頭髮枯黃、早衰等症狀者更是應注意及時對肝腎進行調理。對肝腎進行調理，有一種簡單有效的方法就是將菠菜、芹菜、空心菜、青椒等綠色蔬菜和黑豆、黑米等食材搭配起來食用。下面我介紹一些黑色食材和綠色食材相互搭配烹調出來的美食。

白果芥菜木耳湯

白果五十克，芥菜二百克，木耳一百五十克，雞湯七百五十克，精鹽、雞粉各適量。木耳洗淨，用清水泡發，撈出，洗淨，撕小塊；芥菜洗淨，切小塊；白果洗淨。將準備好的白果和木耳一併放到沙鍋中，放入雞湯，大火燒開，轉小火燉二十分鐘，放入芥菜烹調五分鐘，放入適量的精鹽和雞粉調味即可食用。

蒲公英黑豆湯

黑豆三百克，蒲公英五十克。黑豆提前一天用清水泡，泡好後，洗淨；蒲公英去根，洗淨，切段，用開水焯一下以去掉裡面的苦味。將黑豆放到沙鍋中加適量清水，大火燒開，轉小火燉煮，煮到黑豆熟爛後，放入蒲公英煮六至七分鐘即可食用。

此湯味道清香鮮美，比較適宜春天食用，可降肝火，疏肝理氣。我個人認為，即使不吃，看著蒲公英翠綠的顏色，聞著蒲公英誘人的氣息，身心也都會愉悅起來。心情舒暢，有助於陰陽氣血調和，相信你的身體就會越來越好，同時也會越來越有精神。

在用食療法滋補肝腎的同時，還應注意保持心情愉悅。如果心情不舒暢的話，那麼食療往往是不會起作用的。只有心情愉悅，臟腑才會隨之被這種愉悅的情緒所感染，進而煥發出生機活力，調整陰陽氣血使之平衡。

我經常和我的患者講，尤其是肝鬱不舒的患者，每天一定要進行心情調適。你早上起來，不要去想那些悲傷的事情，畢竟你再怎麼想也是無濟於事的，而應想一些美好的事情，並且給自己設定切實可行的工作計畫，這樣當你完成任務的時候，心中就會有愉悅感和滿足感，時間長了你就真的會成為一個心中裝滿快樂的人。當然，人難免有失落悲傷的時候，建議你心情不佳時做做以下動作，相信會讓你的心情愉悅起來。

伸展四肢法

坐在椅子上，將兩腿併攏，兩腳抬起，同時將兩手臂下垂，閉目，深呼吸。保持六秒後將雙腳慢慢放下，兩手放於大腿上，放鬆。然後再做一次，即可。每天堅持，有助於放鬆身心。

把情緒中的怒、恐解決掉，你的肝腎就不會出問題

中醫認為肝主怒、腎主恐，為此怒傷肝、恐傷腎。當然，這是在怒和恐過度的情況下而言的。因為怒和恐這兩種不良情緒超過了一定的限度可損傷肝腎，所以我們就需要將情緒中的怒、恐解決掉，以保肝腎健康。

有的患者問我想做一個什麼樣的人。我笑著告訴他，我只想做一個內心平和的人：即使生活在複雜喧囂的都市中，也能尋一處清幽靜謐，笑看雲卷雲舒。雖然我不是聖人，也非雅士，但至少我心中是平靜和安寧的。

這位患者長歎了一口氣，看來這些離他甚遠。他每天煩心事情層出不窮，心理上

要不是憤怒，要不就是恐懼，似乎就沒有一刻舒坦的時候。對於這位患者的生活我是無權干涉的，不過我卻可以和他傾心交談，並盡我所能將他心中的怒、恐解決掉，幫助他重新擁有健康。

我告訴他，人有五臟，五臟主管喜怒哀樂恐，具體為：心主喜，腎主恐，肝主怒，肺主悲。倘若五臟中的氣血充盈調和，則上述情緒也就處於一種平和狀態；倘若氣血不足或者失於調達，則情緒就很難保持在一種平和的狀態。諸如當肝氣鬱結時，煩躁易怒；當心中氣血不足時，則心神不寧；當肺陰虧虛時，則易出現悲傷；當腎中氣血陰陽失衡時，則易恐。

臟腑陰陽氣血失衡，患者會表現出相應的情緒變化；反過來，過度的情緒變化也會損傷臟腑。諸如，倘若我們因為某些事情經常怒髮衝冠，就會損傷肝，導致肝正常的生理功能失常；當我們長時間深處恐懼當中時，則會損傷腎；當我們如同林黛玉一樣經常悲傷落淚，則不利於肺的安危……為此，為了讓臟腑陰陽氣血平衡，為了讓臟腑的生理功能得以正常發揮，我們需要調節不良情緒，在健康的路上大步前進。下面我來重點說一下如何把情緒中的怒、恐解決掉，維護肝腎安寧。

肝是藏血、舒暢氣機之臟，關乎周身氣血的運行狀況。肝這位大將軍最怕被激怒，適當的怒對它還沒有什麼影響，可是一旦過怒或者是怒這種不良情緒持續的時間比較長，身體中的這位大將軍就會亂了陣腳，不能指揮氣血。中醫認為「怒則氣上」，也就是說過怒的情況，氣血是往上湧的，不能均勻地將氣血循行到身體各處發揮滋養作用。氣血都集中往上走，則會導致面赤、頭痛、眩暈，甚則吐血。

正因為怒會危及生命，為此建議大家盡可能保持心平氣和，即使做不到這點，也不妨將心裡面的火氣發洩出去，不要傷身傷心。那麼，如何將滿腔怒氣解決掉呢？我覺得最好的方法之一就是轉移法。不去想讓自己生氣的事情，盡可能到大自然走一走，多欣賞一下外面的美景，相信怒氣也會隨之而去。

如果你試著轉移自己的注意力，但依舊是怒氣縈懷，不妨深呼吸，這對於止怒有所幫助。下面我來說一下方法。

深呼吸

自然站立，放鬆身體，慢慢從身體兩側抬起雙臂，深深地用鼻吸氣，直至不能再吸入空氣為止。將吸入之氣降到丹田，然後慢慢地將吸入之氣吐出，放下雙臂。每次可做五到八次，怒氣將漸漸而去，身心舒暢。

有的人說平時也沒讓自己生氣的事，但就是控制不了自己的脾氣，無緣無故地就喜歡發火，甚至自己有時候都覺得不可理解。我告訴大家，這種情況可能是肝氣鬱結導致的。肝有主一身氣機疏泄的功能，一旦肝氣鬱，則肝就不能正常疏泄，人也會容易動怒。對於這樣的患者，可以用菠菜豆腐皮紅棗湯進行調理。

菠菜豆腐皮紅棗湯

菠菜一百克，豆腐皮五十克，紅棗八枚，香油、精鹽各適量。菠菜去根，洗淨，切段；豆腐皮，洗淨，切小塊；紅棗洗淨，去核。將紅棗放到沙鍋中，加適量清水，大火燒開，然後轉小火熬半個小時；放入豆腐皮燉五至十分鐘，再放入菠菜燉五分鐘左右，放入適量的精鹽和香油調味即可食用。

上述食療方中的菠菜顏色為青色，紅棗為紅色。根據中醫五行理論，紅色補血，青色疏肝，為此這兩味食材並用必定對肝大有裨益。

說完了如何解決怒傷肝的問題，接著來瞭解一下如何解決恐傷腎。五行中腎屬水，肝屬木，腎水可涵養肝木，因此防止腎損傷實際上也有利於維護肝正常的生理功能。防止腎受到損傷，就應不要讓自己過恐。

我們都知道，當我們遇到危險的時候內心會感覺到恐懼，正是因為心中充滿了恐懼，我們才會及時採取一些有效措施讓自己遠離危險，防止受到不必要的傷害。因此，從這方面來看，恐懼這種情緒是有一定的益處的。但是，過恐以至於嚇到腿腳發軟、屁滾尿流的地步，就不是什麼好事了。這是因為過恐則傷腎，可致腎氣耗損，精氣下陷，升降失調，嚴重危及身體健康。

解決恐傷腎的問題，我覺得比較有效的方法之一即思勝恐。對此《黃帝內經・素問・陰陽應象大論》指出：「怒傷肝，悲勝怒；憂傷肺，喜勝憂；恐傷腎，思勝恐；思傷脾，怒勝思；喜傷心，恐勝喜。」其中，就有思勝恐的方法。所謂的思即人的意識、思維活動，由脾所主。脾在五行中屬土，腎在五行中屬水，土能克水，自然由脾所主的思和由腎所主的恐也可以進行相互克制。為此，當一個人經常恐時，不妨理智地去看待事情，多思考，多分析，敢於面對現實，相信用不了多長時間就可以擺脫恐懼。

當然，在這個過程中也不妨用食療方法、按摩方法全方位進行調理，用心呵護身體。只要用心，肝腎自然無憂。

秘製菊花酒，男人的強腎保肝酒

明朝有一個非常有名的宦官叫魏忠賢，因為權傾朝野而顯赫一時。實際上明朝還有一個姓魏的，雖然名氣不如魏忠賢，但也曾名噪一時，這個人叫魏士望。此人之所以名聲大噪可不是因為干涉朝政，而是因為他不但非常善於釀酒，而且酒名也起得溫文爾雅，諸如秋露白、桂花釀、菊花酒、芙蓉液、蘭花飲、金盤露等，其中以秋露白、桂花釀、菊花酒最負盛名。下面我就來說一下這久負盛名的菊花酒。

雖然魏士望釀的菊花酒名氣比較大，但是菊花酒的釀造工藝並不是起於明朝，遠在明代以前就已經開始了，這也是有據可考的。如梁代吳均在《續齊諧記》中寫了一件和菊花酒有關的事情。

東漢時，汝南汝河一帶疫病流行，呻吟痛苦之聲不絕於耳。有個名叫桓景的人，見人們飽受瘟疫之苦，便歷經艱險入山，拜費長房為師，以期望救人們於苦難之中。轉眼間，已經快到了九九重陽節，桓景也學了一些消災治病的方法。有一天，費長房將其叫到身邊，告訴他重陽節到時，瘟魔必定又要作亂，於是叫他下山幫助人們脫離苦海。他叮囑桓景，到了九月九重陽節這天，只需要將茱萸裝入紅布袋裡，紮在胳膊上，喝菊花酒，就可消除災禍。桓景下山，到了九月九這天，他將師傅的消災方法告知眾人，使得人們免除了災禍。從那以後，插茱萸、喝菊花酒就成了一種習俗，這種習俗沿襲至今。只不過因為釀造菊花酒的工藝有些繁瑣，為此現今很多地方的人們僅僅是插茱萸，而不喝菊花酒了。

實際上，菊花酒並不僅僅是祛災祈福的「吉祥酒」，同時也是呵護身體的健康酒。中醫認為菊花酒有明目醒腦、補肝氣、延緩衰老等諸多功效。對於菊花酒的保健之功，晉代陶淵明吟出了「酒能祛百慮，菊解制頹齡」的詩句。宋代陸游有一次患病，因為飲用菊花酒後病體很快康復，於是也寫了一首詩來稱讚菊花酒的保健功效：「菊得霜乃榮，惟與凡草殊。我病得霜健，每卻童子扶。豈與菊同性，故能老不枯……」從上面的詩句中，我們不難看出這菊花酒的保健功效確實非同凡響。下面我就介紹菊花酒的幾種釀製方法。

菊花酒方一

配方：枸杞子、菊花、當歸、地黃各五十克，高度白酒五百克。

製法：把以上提到的原料都倒進瓶子裡，然後把它們攪勻，最後把蓋蓋好，放到一個陰涼通風的地方就可以了。需要注意的是，在浸泡的頭七天，每天都要拿起瓶子搖晃一下，或者打開瓶蓋，用筷子來回攪動，這樣做是為了讓藥材更能溶進酒裡，發揮出藥效。浸泡一週以後，我們就可以每週攪拌一次了。

用法：不要貪杯喔！建議您每天喝一到兩次，每次控制在半兩左右為佳。

菊花酒方二

配方：野菊花、當歸、生地黃、枸杞子、糯米各適量。

製法：野菊花去蒂洗淨，和當歸、生地黃、枸杞子一起入鍋加水煎汁，藥汁煎好後用紗布過濾備用。把浸好的糯米蒸好，在竹簸箕裡攤開，用勺子把糯米拌均勻，邊拌邊灑過濾好的菊花藥汁，直到糯米飯冷卻，再把酒麴撒在上面，裝進陶製的罈子裡，封口。過上三天，掀開罈口上的蓋碗，菊花酒香便在房間裡瀰漫開來。

菊花酒方三

配方：菊花、生地黃、地骨皮各二百五十克，糯米三千五百克，酒麴適量。

製法：前三味加水五千毫升煮至減半，備用；糯米浸泡，瀝乾，蒸飯，待溫，同酒麴（先壓細）、藥汁同拌令勻，入甕密封，候熟澄清備用。

功效：壯筋骨、補精髓、清虛熱。

用法：口服。每次溫服十毫升，日服三次。

搓背上肝腎保健大穴，疏肝養腎做健康男人

我們每個人都有個「長壽穴」，也就是「足三里穴」。若常「侍候」這個穴位，便可以身體健康，延年益壽。中醫認為足三里穴是胃經的合穴，所謂合穴就是全身經脈流注會合的穴位；全身氣血不和或陽氣虛衰引起的病症，尤其是胃經氣血不和，敲打足三里都能夠進行調整，可以治療胃痛、嘔吐、腹脹、腸鳴、瀉泄、便秘等胃腸道消化不良的病症。經常按摩足三里，還能防病健身、抗衰延年，對各種常見的老年病有很好的防治效果。

艾灸是我國傳統的治療方法之一，是選用艾絨直接或間接在穴位處燃燒，借艾的藥力與火的熱力給機體以溫熱刺激，通過經絡腧穴作用，達到防病治病目的的一種常用療法。《靈樞．官能》云：「藥之不及，針所不為，灸之所宜。」宋代竇材在《扁鵲心書．住世之法》中就有「保命之法，灼艾第一，丹藥第二，附子第三」之說。灸法不但可以治病，還能強身保健、抗衰老而延年益壽。它除了具有溫散寒邪、溫通經絡、回陽固脫、消瘀散結的功效外，在疾病的預防、人體體質的增強方面有著極其重要的作用。

常用艾灸足三里穴，不但能補脾健胃，促使飲食儘快消化吸收，增強人體免疫功能，扶正祛邪，而且還能消除疲勞，恢復體力，使人精神煥發，青春常駐。如果能每月用艾灸此穴十天，每天一次，每次二十分鐘，您便可以長壽。若家中無艾，以指關節按壓足三里穴，也可達到同等效果。一般進行溫和灸，操作時將艾條一端點燃，對準足三里，約距〇．五至一．〇寸進行熏灸，使患者局部有溫熱感即可，一般每側穴灸十至十五分鐘，以皮膚稍呈紅暈為度，隔日施灸一次，一個月十餘次左右。老年人可於每日臨睡前三十分鐘左右施灸。還有一種方法是化膿灸，每天灸足三里穴一次，灸時採用艾條，一次約十五分鐘或更長時間。穴位處出現小水泡後停止艾灸，並保持局部皮膚清潔，待水泡自行吸收。在應用化膿灸時應嚴格消毒，以防止感染。

按摩頻率：每分鐘六十至八十次。每天早晚各一回，每次按壓三至五分鐘，一般以徐出徐入點按或平揉手法為宜。足三里穴易記好操作，一個人自我點按方便。若平時心臟有不適的時候，亦可按摩足三里穴治療；若症狀不緩解時，還可以加按少海、極泉、至陽、太溪等穴。

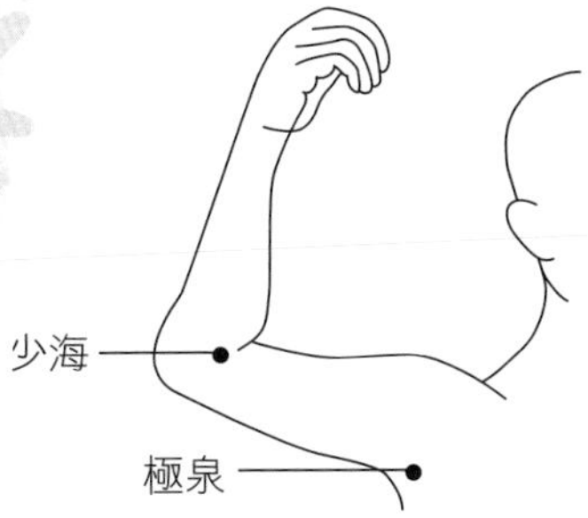

少海穴、極泉穴

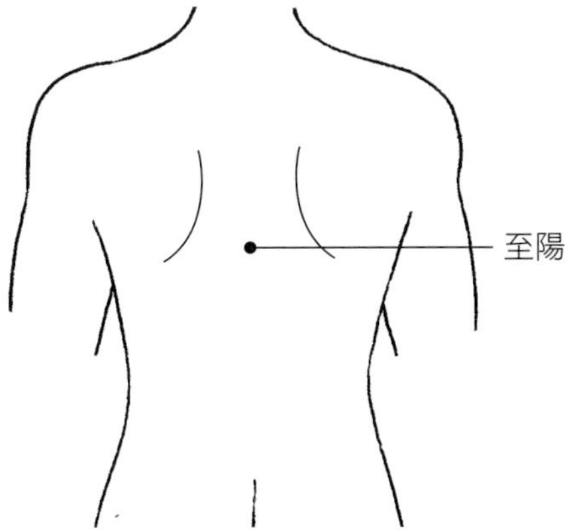

至陽穴

肝腎同養功，幫男人摘掉腎虛的帽子

現今電視上鋪天蓋地都是補腎廣告，諸如「腎好，才能大家好」之類的廣告語不絕於耳。之所以補腎的廣告滿天飛是因為人們已經意識到了補腎的重要性。中醫認為腎為先天本源，關乎一個人的生長壯老已，加之人們每天都在消耗腎精導致腎精虧虛，身體健康每況愈下，因此不管是男人還是女人都應抽出時間將腎補一補。對於男人來講，只有將腎調養好，才能身強力壯、精力充沛，渾身散發出陽剛之氣。

對於女人來講，補腎也刻不容緩，這是因為女性的經、帶、胎、產都與腎有直接的關係。如果女性腎虛的話不僅會加快衰老的腳步，影響容顏的美麗，嚴重的話還會導致性欲低下，甚至導致宮寒不孕，因此女性對於腎虛也應給予足夠的重視。女性要有這樣的一種意識：補腎強身並不僅僅是男人的事，你不用心對你的腎噓寒問暖，你的健康就會受到諸多威脅。為此，男男女女老老少少都應行動起來，養好你的腎，讓健康多一份保障。

中醫認為肝藏血、主疏泄，為此肝和氣血是否充盈、氣血運行是否通暢息息相關；腎在五行中屬水，肝在五行中屬木，一方面腎水可涵養肝木，另一方面腎精可轉化為氣血，滋養五臟六腑、四肢百骸。可見，氣血的狀況和肝腎的功能皆息息相關。肝腎、氣血都是身體健康的根本，因此經常練習一下肝腎同養功，既可遠離腎虛，讓男人更健康，更陽剛，也可以讓女人更溫柔動人。下面我就介紹幾種肝腎同養功法，希望能幫助大家增強肝腎的生理功能。

下蹲

直立放鬆，兩腳分開與肩寬，雙臂上舉伸直，在腦後交叉，保持均勻平穩的呼吸。將力量和意念都集中在腰椎部位，你可以事先將精神集中到腰部，如果集中不了精神的話，不妨閉上眼睛，不去想任何事情，這樣有助於增強療效。當然，最好是內視腰椎。所謂的內視又稱內觀，指在排除外界干擾沒有雜念的情況下，閉上雙眼，觀窺軀體某一部位，其目的是為了入靜。這裡我們就應內視腰椎部位。然後小腹略向前傾，雙手儘量向上伸直，雙臂以最快的速度從身體兩側落下，同時下蹲。可連續做八次。

勞宮補腎法

每晚臨睡前，先將兩手掌搓熱，然後趴在床上，將兩隻手分別放在腰部，尤其是勞宮穴所在部位，一定要緊緊貼在腰上。如果手上沒有熱感了，可以再將手搓熱，放到腰上。可連續貼五至十分鐘。當然，你也可以找一個暖水袋，放在腰上，讓熱量一點點滲透到腰裡面去。在這個過程中你可能、也可以打呵欠，腰部隨之會出現很舒服的感覺，這實際上就是已經將虛寒之氣逼出來了，因此應每天堅持，會收到不錯的肝腎同補養之功。

轉動腰部

找一塊厚墊子，坐在上面，將兩腿伸直，挺直背部。兩手臂向前伸展，與肩膀同高，兩手相交。以腰部為軸，上身和手臂向右轉圓圈，保持自然呼吸，轉五個後，再向左轉圓圈。上述動作可以活動腰背部。

中醫認為「腰為腎之府」，也就是說腰是腎的家、腎是腰的主人。如果主人遇到麻煩了，自然這個家也就無安寧之日了。對此，古人說了這樣一句話：「腎氣一虛，腰必痛矣。」可見，只要腎虛了，腰自然就會出現這樣那樣的問題。如果經常腰痛，沒有力量，腰部酸脹等，很可能就是腎虛了，趕緊補一補吧。因為腰腎之間的關係十分密切，為此要補腎的話就可以對腰部進行刺激，這不僅有助於促進腰部氣血循環，使腰得到氣血的充分滋養，還能起到補腎的功效。對腰部進行刺激以補腎強肝，除了用上面所提及的「轉動腰部」法，也可以用敲打的方法。

叩打腰部

坐在床上，兩腿盤起，兩手臂自然下垂，保持自然呼吸。然後，雙手在身體兩側握拳，用拳頭叩打腰部，可連續叩打三十次。叩打之後，雙臂下垂於身體兩側，先向左轉腰，再向右轉腰，讓腰部放鬆。

除了以上功法外，按摩法和食療法也是補養肝腎的常用方法。大家可以每天練習上面的功法，然後再配合飲食法和按摩法，相信療效會更好。採用按摩法滋養肝腎，可以按摩湧泉穴。之所以要對用湧泉穴進行按摩是因為湧泉穴是腎經上的起始穴，也是腎中精氣比較集中的一個穴位，對這個穴位進行按摩可以滋陰補腎，發揮腎水對肝木的涵養功效。此外，還可以補腎生精，對肝腎均有良好的補益功效。

按摩湧泉穴

每日臨睡前用溫水泡腳，將手互相擦熱後，用手心對湧泉穴進行搓按，力量以患者能承受為度。每次可搓二十次。在搓按湧泉穴的過程中，如果出現了打呵欠、流眼淚、打嗝等現象是正常的。

以上介紹了一些功法及其按摩方法，下面我再介紹一種食療方，這讓大家就可以根據自己情況選擇最適合自己的方法，這道食療方也是補腎的名方，即為杜仲炒豬腰。

杜仲炒豬腰

炙杜仲十二克，豬腰子二百五十克，大蔥五十克，料酒、大蒜、生薑、食鹽、花椒、豬油、菜油各適量。將豬腰子對剖兩半，切去筋膜，切成腰花；將炙杜仲放鍋內，加清水適量，熬成藥液五十毫升；將薑切成片，蔥切成節備用。用藥液的一半，加料酒和食鹽，拌入腰花內，再加白糖，調料混勻待用。將鍋放在爐上，在武火上燒熱，倒入豬油和菜油，至八成熱，放入花椒，投入腰花、蔥、生薑、蒜快速炒散，再加以翻炒即成。

六味地黃丸，專家推薦的肝腎同養經方

六味地黃丸是一種滋陰類中成藥，可改善肝腎陰虛導致的身體不適症狀，由宋代醫家錢乙創製。因其具有良好的滋陰補腎功效，為此備受專家的推崇。

在品類繁多的中成藥中，六味地黃丸的名氣可謂不小。這味中成藥因為具有補腎的功效，加上價格不是很貴，深受一些中老年男士的青睞。我記得我曾診治過一位患者，在找我診治之前，因為有腰膝酸痛的毛病，就曾服用了很長一段時間的六味地黃丸。那麼六味地黃丸究竟有哪些功效呢？我先不說它的功效，先說說和這味藥有關的一個故事，這樣大家可以瞭解一下這味藥的來龍去脈，有助於更加了解此藥的功效。

說起六味地黃丸就不能不說一下錢乙。錢乙是宋朝名醫，擅長治療小兒疾病，因為治好了太子的病，於是被召進宮，成了一名太醫。當時，能成為太醫的人幾乎都是達官貴族，一介草民成了太醫這件事在太醫院引起了不小的轟動，稱讚者有之，當然更多的是嫉妒、輕視。因此，有一些人處處為難他。他們私下議論：「錢乙治好了太子的病，不過是偶然的巧合罷了！」有的人說：「錢乙只會用土方……」於是，有些人專程來拜訪他，表面上是討教問題，但實際上是想試探一下他究竟本事有多大。好在錢乙精通醫學，對於這種所謂的「討教」每每也都能沉著應對。對此，有些人還是不服氣，有一天他們終於找到了機會準備好好羞辱一下這位所謂的名醫。

錢乙之前開了一個兒科方，他們認為錢乙開錯了，於是便又來「討教」。原來，他們認為錢乙所開的藥方為八味地黃丸，應有地黃、山藥、山茱萸、茯苓、澤瀉、牡丹皮、附子、肉桂八味中藥，但是錢乙所開的藥方中卻少了肉桂、附子兩味。錢乙很是從容鎮定，他告訴來者，他是特意少開了肉桂、附子兩味中藥，將原來的八味地黃丸變成了六味地黃丸。之所以將肉桂、附子這兩味去掉，是因為這兩味藥可助火，而小兒本身火氣就比較大，若是用了這兩味中藥就會導致火氣過於旺盛。中醫認為血遇熱則行，身體裡面的火氣比較大的話，就會導致血液妄行，會使小兒因暴熱而流鼻血。錢乙的一席話，說得來者啞口無言。

從錢乙的話語中，我們可以分析出兩點，一是錢乙的確醫術精湛，二是錢乙所創製的「六味地黃丸」最初是用來治療小兒疾病的，一般情況下是用來治療立遲、行遲、齒遲、語遲、發遲等發育遲緩方面的病症。因為腎為先天之本，如果父母先天虧虛，就會使小兒發育遲緩，而六味地黃丸可補腎生精，因此有助於改善小兒發育遲緩症。

就這樣，錢乙所創製的「六味地黃丸」慢慢流傳下來，古代醫家對其推崇備至。後來人們發現其能滋陰補腎，對肝腎不足導致的各種不適症均有良好的改善功效，諸如潮熱、盜汗、手腳熱、五心煩熱、頭暈、耳鳴、腰膝酸軟等症，因此這味中成藥的使用已經不再局限於治療小兒疾病。六味地黃丸之所以有以上功效，是基於六味地黃丸各味中藥的巧妙搭配。

六味地黃丸

六味地黃丸由熟地黃、山茱萸、牡丹皮、山藥、茯苓、澤瀉六味中藥組成。其中熟地黃滋陰補腎，填精益髓；山茱萸可補腎填精，有肝腎同養的功效；山藥味甘，可滋補脾胃，促進氣血化生，進而滋補肝腎；澤瀉利濕而泄腎濁，可增強脾和腎的生理功能；茯苓利水滲濕，也有助於增強脾胃功能；牡丹皮清熱滋陰。上述六味藥物搭配起來，便具有了良好的滋肝陰、填腎精、滋腎陰之功，對於改善肝腎陰虛有幫助。

當然，大家還要認識到，六味地黃丸的主要功效是改善肝腎陰虛導致的各種身體不適症，如果你是腎陽虛有手腳冰涼、小便清長、餘瀝不盡、尿少或夜尿頻多、五更瀉等症，則不宜用六味地黃丸。除掉腎陽虛患者不宜用六味地黃丸外，有濕熱的人和脾胃功能弱的人也不宜服用六味地黃丸。身體有濕熱的人，一般有舌苔黃膩、大便不成形症；脾胃虛弱的人則表現為消化不良、腹脹、腹痛等症。另外，六味地黃丸雖然對改善肝腎陰虛有幫助，但其畢竟是一味中藥，不能隨便服用，更不宜作為保健品長期服用。如果你想用六味地黃丸調養身體的話，一定要事先諮詢醫生，這樣才能真正獲得健康。

對於肝腎陰虛患者來講，除了可以用六味地黃丸滋養肝腎陰虛外，也可在百會、大椎、肝俞、腎俞、期門等穴位拔罐，那樣有助於改善肝腎陰虛症。下面我介紹一種方法，希望能幫助肝腎陰虛的患者改善身體不適症，即在大椎穴上拔罐。在大椎穴上拔罐有多種功效，可驅寒，也可以促進氣血循環，增強肝腎生理功能，還有助於增強體質，並且對頸椎病還能達到輔助的治療功效。

在大椎穴上拔罐

對穴位進行消毒，然後用閃火法將火罐吸拔在穴位所在處，每次可拔罐十五分鐘，每週進行二次，八次為一療程。如果不是專業人士的話，可以將火罐改為氣罐，以降低拔火罐的風險。

不管是在哪一個穴位上拔罐，在拔罐期間都應注意禁吃辛辣食物，拔罐前應注意消毒，不要用手去抓撓拔罐部位以防感染，平時應多吃一些清淡的新鮮蔬菜和水果，還要保持一個好心情。

每天推拿肝、腎經，養好肝腎不用愁

肝腎的生理功能狀況會影響到身心健康，因此呵護肝腎刻不容緩。對肝腎進行呵護，一個比較有效的方法就是每天推拿肝腎二經，激發肝腎活力，為身心健康保駕護航。

曾有緣結識一位盲人推拿者，這位盲人因從小就學習推拿，因此推拿功夫十分了得。出於職業的關係，我們每次談論最多的也是和推拿有關的話題。這位盲人推拿師告訴我，他曾經用推拿肝、腎二經的方法治好了一位憂鬱症患者。據他講，這位患者情緒經常憂鬱，生活過得渾渾噩噩，一點鬥志也沒有。他認為這是肝腎的問題，於是便對肝腎二經進行推拿，大約兩個月左右，患者就有精神了。由於已經見了成效，患者便繼續堅持推拿治療，半年後精氣神十足，取得了良好的治療效果。

實際上，推拿肝腎二經確實具有多種保健功效。中醫認為肝主疏泄，因為與木的調達之性相似，為此中醫五行中將肝歸於木。肝正常疏泄，肝氣才不至於侵犯脾胃，也不至於影響到膽汁的分泌功能，因此消化功能才會正常；肝正常疏泄，氣血才能正常循環，陰陽氣血才能處於相對平衡狀態，人才能不生病或者是少生病；肝正常疏泄，人的心情才能愉悅。可見肝疏泄功能正常不僅會影響到身體健康，還會影響一個人的情緒。維持肝正常疏泄的功能，就可以經常推拿肝經。

肝經上有很多穴位，這些穴位就是身體中的靈丹妙藥，只要我們對肝經進行刺激，就可以激發穴位，進而達到呵護肝的目的。對肝經進行刺激，對於肝失疏泄導致的情緒抑鬱、兩肋疼痛、消化不良及其肝火旺導致的頭痛目眩、脾氣暴躁等均能達到良好的調理功效。總之，只要你的肝生理功能出現問題了，那麼就去找肝經幫忙，相信肝經上善於征戰的穴位必定能扭轉乾坤，幫助你重獲健康。

對肝經進行刺激有很多種方法，諸如我們可以單獨刺激肝經上的某個穴位，要嘛按摩，要嘛艾灸，要嘛拔罐。我們也可以對肝經進行推拿或者是敲打。相對於前者來講，對肝經進行推拿或者是敲打可以從整體上激發肝經活力，促進氣血流通，達到養肝護肝的目的。這裡我首先介紹一種肝經的刺激法，即推拿肝經。因為肝經循行於大腿內側，因此我們自己也可以進行推拿。因為推肝經的方法我在前面說過，所以下面就簡單說一下。

推拿肝經

先找一個厚墊子，鋪在地上，然後將兩腿伸直，兩手放在大腿上，閉上眼睛，深呼吸，全身放鬆。這是為了排除身體內的濁氣，呼吸進新鮮空氣，以加強療效。休息一分鐘左右，將兩腳跟相對，兩腿向外側打開，然後將雙手重疊，放到大腿內側根部，用力往下推按。如果不是隔著衣服推，推拿肝經之前應塗抹適量精油，以防損傷皮膚。將一隻腿推完後再推另外一隻腿，每腿可推拿三分鐘左右即可。應每天堅持，有助於疏肝理氣，活血化瘀，去肝火。

即使肝生理功能正常，建議大家也經常推拿一下肝經。這樣有助於促進腿部氣血的流通，預防腿部疾患的發生。現在的上班族一上班就是一整天，很少運動，這導致了肌肉僵化，因此經常推拿一下肝經可以緩解腿部肌肉的緊張感，消化疲勞，對健康是比較有好處的。

當然，如果你覺得推拿比較繁瑣也比較費力氣的話，我再教你一招。你可以找一個按摩棒，對腿上肝經循行部位進行敲打，每天敲打兩分鐘，堅持下去你就會感知到身體的變化。下面我再來說一下腎經。

腎為先天之本，藏精。腎精化生腎氣，而腎氣的充盈狀況又決定了身體的健康情況及其壽命的長短。基於以上原因，我們必須重視補腎。只有腎強身體才能好，生命品質才能高，壽命才能長。如果你不去管它，腎精就會一天比一天減少，腎氣也就會一天比一天虛衰，自然你的身體狀況也就一天不如一天。輕者亞健康，重者疾患叢生，甚至還可能患上重病或者是不治之症，後果可能很嚴重的。因此，不管你是男性還是女性，不管你是年輕人還是中老年朋友，都需要拿出一定的精力和時間，用心對腎這個先天之本進行呵護。對腎進行呵護，比較有效的方法就是刺激腎經。對腎經進行刺激，可激發腎的生理功能，有助於更好地藏精、主骨、主志氣、化生血液……那麼要如何對腎經進行推拿呢？下面我就來介紹一下推拿腎經的方法。

推拿腎經

腎經的起始穴為湧泉穴，中醫認為腎經之氣猶如源泉之水，來源於足下，腎中經氣從湧泉穴湧出才能灌溉周身四肢各處。為此，湧泉穴在對於養生保健、防治疾患具有十分重要的作用。我們不妨首先來推拿一下湧泉穴。對湧泉穴進行推拿，可將雙手擦熱，先熨貼湧泉穴，然後上下搓，兩隻腳的穴位都要搓，每個穴位搓三十次就可以了。搓完湧泉穴後，再對腿上和胸前循行的腎經進行推拿。對腿上和胸前循行的腎經

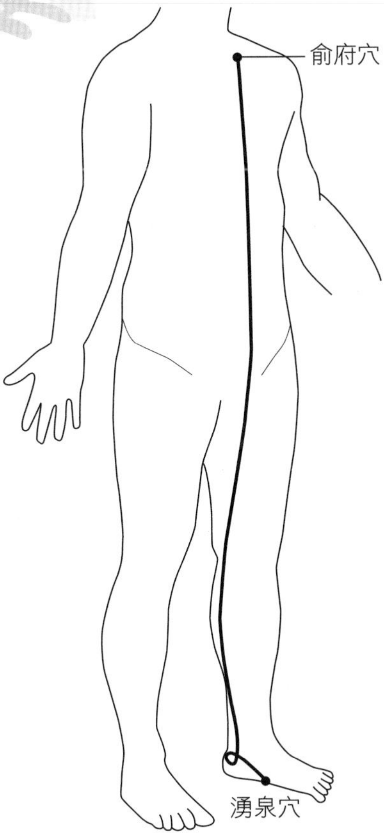

足少陰腎經

進行推拿可採用腎經推拿的方法，長期堅持，會有比較好的療效。當然除了推拿的方法外，也可以用敲打的方法。

敲打腎經

用手指關節做錘子，對腎經進行有節奏的敲打，注意敲打不要過於用力，感覺到舒適就可以了，每次敲打三分鐘即可。

總之，我們人體的臟腑就像天天運轉的機器，是很容易受到損傷的，一旦受到損傷，臟腑虧虛，身體就會出現疾患。為此我們要做一個有心人，像呵護自己的孩子一樣呵護臟腑，呵護我們嬌嫩的身體。俗話說「一分耕耘，一分收穫」、「付出總有回報」，相信只要你經常刺激肝腎二經，必定能使肝腎煥發出勃勃生機。

第六章

頤養天年須肝好，養肝越早越好

肝臟是生命的綠洲，越早保健壽命越長

肝藏血，主疏泄，肝的生理功能是否正常直接決定了氣血是否充盈、流動是否順暢，而氣血又是生命之源，是健康長壽的關鍵所在。為此我們需要及早著手，養肝護肝，讓生命之樹長青。

我有一位患者非常喜歡畫畫，雖然沒有什麼名氣，也沒有因此而撈到金，但他還是堅持不懈作畫。有一次，他送與我一張。我打開一看，畫的是海中的一個小綠洲。我本身不是畫家，對繪畫也沒有特別的研究，因此也不能給予建設性的評價。雖然沒有給出任何評價，但是從這幅畫中我卻揣摩到了作者的心思。綠色不就是生命，不就是生機，不就是希望，不就是健康嗎？我說完畫中的內涵，患者含蓄一笑，原來我們兩個人早已經心靈相通。

在生活當中，我們每個人都有這樣一個小綠洲，那就是希望。只要希望還在，我們就能執著於自己的信念，任何時候都不拋棄，不放棄。其實在我們的身體當中，也有這樣的一個小綠洲，這就是五臟中的肝。呵護好身體中的綠洲，可以讓我們的生命之樹長青，讓我們的笑容長在。之所以對肝進行精心呵護有如此功效，是因為肝是藏血、行氣的臟腑，而氣血又是生命之源，是健康之本，自然對肝進行呵護，維持肝正常的生理功能，才能身體安康、益壽延年。那麼應如何對肝進行有效呵護呢？我給大家介紹幾個方法。

若想肝好，肺也一定要好。有些人不解，肝中的生理功能強弱和肺有何關係？肝和肺雖然各有各的生理功能，不過二者確實休戚相關。根據中醫五行理論，肺屬金，肝屬木，肺金對肝木有一定的克制作用，為此呵護肺也是養肝的關鍵所在。

肺是一個嬌嫩的臟腑，很容易被外邪損傷。我們大家都知道，若是溫度變化較大，人們就容易感冒咳嗽。這實際上就是肺為外邪所傷了。外邪從口鼻或者皮毛侵入，導致肺氣不能宣發和肅降，肺氣上逆，於是我們就咳聲連連。這種情況下一定要護好肺，以防進一步對肺造成損傷。當然，我強調這個時候要關照肺，並不是說平時就可以不予理會，因為肺是一個嬌嫩之臟，很容易受到損傷，為此建議大家如同照顧嬌嫩的嬰兒一樣來安撫好肺。安撫好肺在飲食上應注意適量食用辛辣之物，可多食用白色食物。

中醫認為五味是入五臟的，五味中的辛味可促進肺氣宣發，肺正常宣發肅降一身之氣也有助於增強肝行氣之功效，防止肝氣鬱結，不過如過量食用則不利於肺的健康。在日常生活中喜歡吃辣的人，往往覺得越麻越辣越過癮。不過我要告訴你一點，不要只顧著過嘴癮，身體健康也是要考慮的。

之所以不建議大家過度食用辛辣食物是因為辛味屬熱，多食會加重肺燥，導致肺陰虛。肺陰虛了，也不利於肝正常生理功能的發揮。為此，飲食上一定要注意調整。減少辛味攝入量，可增加白色食物的攝入量。根據中醫五行理論，白色入肺，有滋陰潤肺之功。肺得到滋潤，陰陽氣血平衡，就不會過於克制肝木，肺肝力量均衡，對彼此都有益處。下面介紹一道白色潤肺藥膳，即百合蓮子粥。

百合蓮子粥

大米二百克，百合二十五克，蓮子二十克。百合和蓮子分別洗淨。大米淘洗乾淨，放到沙鍋中，加入適量清水，放入蓮子，大火燒開，轉小火熬煮十四分鐘，放入百合熬半個小時即可食用。

如果你不喜歡喝粥也不要緊，你可以烹調紅白相間、惹人相思的紅棗銀耳羹。銀耳白嫩嫩、光滑滑的，紅棗紅豔豔的，看著就讓人垂涎三尺。下面我來說一下這道紅棗銀耳羹的烹調方法。

紅棗銀耳羹

紅棗一百克，銀耳五十克，冰糖適量。紅棗洗淨，去核；銀耳泡發，撕小塊。將紅棗放到沙鍋中，加適量清水，大火燒開，轉小火燉二十分鐘，放入銀耳，燉十分鐘左右，放入冰糖，即可食用。

前面說了一下如何保健能助肝行氣一臂之力的肺，下面還要說一下脾。脾是人體的後天之本，是氣血化生之源，也是肝生理功能強弱的主要動力支撐。如果脾虛衰，氣血不能得到有效化生和輸布，肝無血可藏，無氣可行，自然也將危機重重。基於上述這些原因，就非常有必要養脾。養脾就應注重飲食，從一些小細節上著手進行。脾胃不佳的患者可用黨參牛肚湯進行調理。

黨參牛肚湯

生麥芽一百克，黨參五十克，牛肚四百克，淮山藥六十克，茯苓四十克，陳皮六克，生薑、紅棗、精鹽、香油各適量。牛肚洗淨，切小塊；淮山藥去皮，洗淨，切小塊，放到鹽水中浸泡，以防止其氧化變黑；紅棗、黨參、茯苓、陳皮分別洗淨；生薑洗淨，切小塊。將牛肚放到沙鍋中，加適量清水，大火燒開，轉文火煲半小時，再將其他原料一併放入，煲兩小時，放適量精鹽即可食用。

上述這道藥膳具有良好的滋補脾胃的功效。藥膳中的茯苓具有健脾除濕之功。中醫認為，脾喜燥惡濕，一旦身體中的濕熱過重，則會不利於脾胃化生氣血的功能。為了保持脾胃的這一正常功能，我們就應除濕以健脾。

黨參味甘，顏色為黃色。根據中醫五行理論，黃色和甘味食材均是滋補脾胃的。黨參在這裡的作用是補脾胃之氣；紅棗、山藥也是甘味，也具有這種功效；陳皮、生麥芽是健脾消食的，對於脾胃不和有較好功效。從對這些功效的分析中不難看出，這道藥膳能從全方位對脾胃進行徹底調理。脾胃功能好了，氣血足了，自然肝也就無憂了。

上面我介紹了一些如何養肺、養肝以及養脾胃的方法。養護肺、脾胃的同時，更應注重養肝。只有多管齊下，身心才能健康。

「女七男八」養生法，節律養肝到天年

男女生理變化的規律不一樣，中醫歸結為「女七男八」。所謂的「女七男八」也就是女性每隔七年而男性則是每隔八年生理上會發生一次很明顯的改變。正因為男女生理變化的規律不同，為此相對於男性來講，女性更要注重養肝。

前些天，有一個朋友步入婚姻的殿堂。前去祝賀，心中頗有感慨。當時很多在場的男男女女我都認識，大家坐在一起談論工作，談論生活。談著談著，最後竟然談到「衰老」這個話題上。

其中的一個女性朋友環顧了一下四周，最後將目光落到了新娘子身上。雖然她沒

有說什麼，但是我們在座的每個人心裡都明白，一個女人四十多歲才結婚確實還是需要一些勇氣的。青春年華逝去，最美的自己留在了過去，不如男人抵抗得住歲月的侵蝕。也許這話說得有點兒消極，但確實有一定的理論依據。下面我們就來作一下瞭解。

中醫認為男女的衰老規律是不一樣的，這種差異性也就決定了養生的重點也略有不同。中醫認為女性每隔七年，生理上會發生一次很明顯的改變；而男性則是每隔八年生理上會發生一次很明顯的改變。對此《黃帝內經．素問．上古天真論》中說：「女子七歲，腎氣盛，齒更髮長；二七而天癸至，任脈通，太沖脈盛，月事以時下，故有子；三七腎氣平均，故真牙生而長極……丈夫八歲，腎氣實，髮長齒更；二八，腎氣盛，天癸至，精氣溢寫，陰陽和，故能有子；三八，腎氣平均，筋骨勁強，故真牙生而長極……」

《黃帝內經》中這段話的意思很容易理解，我先來簡單解釋一下。女性七歲時，腎氣充盛，所以牙齒開始更換，頭髮長得也就比較快；十四歲，有了天癸，任脈暢通，沖脈中的氣血運行旺盛，有了月經，並具備了孕育能力。二十一歲時，腎氣充盈到了一定的程度，頭髮長到了一定的程度，智齒隨之長出……

男性八歲時，腎氣開始充實，於是頭髮長得比較快，開始換牙。十六歲時，腎氣旺盛，有了天癸，具備了生殖能力。二十四歲時，腎氣均衡分配到全身各處，筋骨強壯，開始長出了智齒，頭髮也長到了一定的程度……

從《黃帝內經》中這段話中我們不難看出，女性和男性生理上發生變化的規律是不一樣的，女七男八，因此女性衰老也就比男性要早。鑑於此，相對於男性來講，女性更要及早做好預防措施。只有及早預防，才能延緩衰老的腳步，做一個健康美貌的女子。雖說男性要比女性衰老得晚，但如今人們工作壓力大，氣血透支嚴重，因此男性衰老的腳步也在加快。基於此種原因，我建議不管是男性還是女性都應重視身體保健，採取一定的調養措施，預防衰老，維持身心健康。預防衰老，以達到身體健康、益壽延年的目的，為達此目的就應呵護好肝腎。

之所以要重點呵護肝腎是有一定的原因的。從上面《黃帝內經》對女七男八的論述中，我們可以得出一點結論，那就是不管是男性還是女性，其生理發生變化皆和腎有關。這裡我要確切告訴大家，實際上是和腎氣有關。腎氣即腎精所化生之氣，腎氣的發展變化決定了人的生長壯老已，也同樣決定了男女生理上的變化。隨著年紀的增長，腎氣不斷發生著變化，也就是在腎氣的變化中，我們的身體也在一天天發生變化。腎氣充盈，則身體強壯；腎氣虛衰，則衰老隨之而來，健康隨之而去。為此若是想身體健康、益壽延年就有必要養腎，使腎臟氣不虧虛。那麼，要如何養腎呢？下面我就來介紹一種方法。

鹿腎粥

粳米一百克，鹿腎一個，肉蓯蓉三十克，蔥白、胡椒粉、精鹽各適量。鹿腎去除筋膜，用清水洗淨，切碎；粳米淘洗乾淨；肉蓯蓉切碎。粳米放入沙鍋中，煮至半熟，加鹿腎、肉蓯蓉、蔥白、胡椒粉、精鹽，再煮至粥成即可。

有的人問我，既然身體變化和腎氣關係最密切，那麼為什麼還要重視對肝進行呵護呢？之所以滋陰補腎的同時還要對肝進行呵護有三點主要原因。第一，氣血是生命根本所在，有氣血則生，無氣血則亡。氣血對女性來講更是不可缺少。這是因為女性胎產孕育均離不開氣血。正因為氣血的重要作用，不管是男性還是女性都應該重視益氣補血。益氣補血自然就要養護肝，這是因為肝藏血，主疏泄，肝的生理功能是否正常也關乎氣血的充盈狀況。

下面接著來看第二點原因。根據中醫五行理論，五行之間是相剋相生的，其中木生火，也就是肝為心之母，肝的生理功能狀況的強弱會影響到心行血、藏神的生理功能。心行血、藏神的生理功能又會影響到脾胃、肺、腎。從五行相生相剋的理論中我們不難看出，肝生理功能的狀況也會影響到腎主收藏的功能。也就是說倘若肝的生理功能異常，這種異常具有傳遞性，進而影響到臟腑整體的陰陽氣血狀況，危及身體健康。

下面再來瞭解一下第三點原因。中醫認為肝腎同源，腎精可轉化為肝血對肝進行滋養，肝血也可以轉化為腎精，使腎精不虧虛，腎氣充盈。正因為腎精和肝血之間可以相互轉化，因此養腎也就是在養肝。

上面介紹了男女養生的不同及其如何養生以益壽延年。下面我再來說一下「女七男八」養生法中的節律問題。所謂的節律無非就是進行節制，其中包括飲食方面，也包括性生活方面。飲食適量，就不會損傷脾胃；性生活有節律，就不會過度耗損腎精，有助於肝腎同養。總之，只要我們注重呵護身體，保持內心清淨，就自然會有一個健康的身體。

十二時辰養肝法，長壽積累在分分秒秒中

若想長壽，就應維持臟腑整體陰陽平衡，對此，古人提出了十二個時辰養生法，目的是告訴人們一天之內如何呵護臟腑。雖然從表面上看，我們每日所做的保健措施，並不是單獨養肝的，但因為臟腑是一個有機聯繫的整體，因此實際上也就是在呵護肝的健康。

有一位朋友的奶奶已經是九十多歲高齡的人了。家裡人一直想將其接到城裡生活，可是老人捨不得離開老宅，因此至今仍一個人生活在老屋子裡面。老人雖然年紀大了，但身體還很硬朗。老人喜歡搬一個小凳子，坐在院子裡面曬太陽。當然，有時

候也會到小院子後面去查看一下自己種植的蔬菜。倘若家裡人回來，她則會親自到菜園摘菜，也會幫助照看小孩子。老人很和善，臉上經常掛著笑容，因此一家人都非常喜歡她。即使小孩子，也願意和她親近。

家裡人回去探望她，晚上會熬到很晚才睡，可是老人卻不。她依舊保持著自己年輕時的睡眠習慣，晚上九點半左右泡泡腳就睡了。第二天，家裡人還在熟睡，老人則起床為一家人準備早餐。綠油油的小菜，金燦燦的小米粥，溫暖著家人的心。

朋友說，老人也沒有特別的保健養生方法，但是她知道這就是最好的養生法。我自然同意朋友的觀點，因此我們倆絞盡腦汁，將老人最樸實的養生方法命名為「十二時辰養肝法」。下面就具體說一下這所謂的「十二時辰養肝法」。

人生活於陰陽的萬千變化之中，自然也要順應陰陽變化，只有順應陰陽變化，五臟才能不虧虛，才能益壽延年。若是違背了陰陽之變，則會身體虧虛，患上疾病，嚴重的還可能因此而丟掉自己的性命。我這絕非是誇大之說，對於順應陰陽變化的重要性，也可以從古老的醫學專著《黃帝內經》中找到相關佐證。諸如《黃帝內經·素問·四氣調神論》中說：「從陰陽則生，逆之則死。」這句話的意思就是順應陰陽的變化就可以生生不息，反之就會死亡。那麼要如何順應陰陽的變化以養生呢？

順應陰陽的變化，使機體內部和外部陰陽雙方達到平衡，有一點很重要，那就是順應季節變化和晨昏的變更。順應季節的變化，無外乎就是調整飲食、睡眠、加減衣物等，這裡我不去談及，下面我們來看一下如何順應晨昏的變更。

中醫將一天分為十二個時辰，當十二時辰過完後，也就完成了一個晨昏的交替。中醫認為十二個時辰當中臟腑生理功能活動強弱各不相同，於是提出了時辰不同重點保健臟腑也不同的理念。具體為：子時是指二十三點到一點，這個時候是膽經當令；丑時是指一點到三點，這個時候是肝經當令；寅時是指三點到五點，這個時候是肺經當令；卯時是指五點到七點，這個時候是大腸經當令；辰時是指七點到九點，這個時候是胃經當令；巳時是指九點到十一點，這個時候是脾經當令；午時是指十一點到十三點，這個時候是心經當令；未時是指十三點到十五點，這個時候是小腸經當令；申時是指十五點到十七點，這個時候是膀胱經當令；酉時是指十七點到十九點，這個時候是腎經當令；戌時是指十九點到二十一點，這個時候是心包經當令；亥時是指二十一點到二十三點，這個時候是三焦經當令。

不同時間，臟腑當令時間不同，因此只有在臟腑當令的時間對其進行重點呵護，才能有助於增強臟腑生理功能。從這點來說，我們在丑時應重點養肝。在這段時間只要熟睡實際上就是在對肝進行呵護了。在中醫裡面有這樣一個理論，即「人臥則血歸於肝，人動起則血歸於諸經」。通常對於這個動大家都理解為動起來，沒有躺在床上，不過這裡我要申明一點，這裡所說的動實際不僅僅指的是身體上的活動，還包括你的心理狀況。當你沒有入睡的時候，心中難免會想一些事情，這實際就是沒有讓你的心靜下來。心神受擾，則會干擾氣血運行，這也對養肝護肝不利。

丑時若想對肝進行最有效的呵護，最好的辦法就是進入深度睡眠中。在這段時間內你只有睡得香甜，氣血才能集中養肝。不過難免有一些人在這段時間內仍輾轉反側，難以入睡，對於這樣的患者我建議可以用飲食和按摩的方法進行雙向調理。下面我們先來瞭解一下飲食調理法。

豬心黨參當歸湯

豬心一個，黨參、當歸各二十五克，精鹽、香油各適量。豬心洗淨；當歸和黨參洗淨；將豬心、當歸和黨參一併放到沙鍋中，加適量清水，大火燒開，然後轉小火燉到豬心熟爛後調入精鹽和香油即可食用。

有的失眠患者問我這道藥膳為什麼能防治失眠，這裡我就來說一下其中的原因。中醫裡面有「以形補形，以臟補臟」的理論，為此食用豬心可養心安神。心神得藏，自然就可以防治失眠了。一般情況下失眠和氣血不足有關係，為此上述藥膳中除了用豬心還用了當歸和黨參，目的是滋補氣血。三者並用，可加強療效。為此失眠患者不妨用上述這道藥膳進行調理改善。

用食療方進行調理的同時，還可配合按摩的方法，效果會更好。下面介紹一種按摩方法，即五指按頭。下面具體來看一下。

五指按頭

將十指分開，分別按在頭的兩側，然後對其進行按揉或者是點按，每次可按三至五分鐘。按揉的過程用力不要過大，可長期按揉。對頭部進行按揉可有鎮靜安神之功，為此有助於促進睡眠。

上面我所介紹的是在丑時如何對肝進行呵護。那麼是不是其他時間就不是在養肝護肝了？當然不是。儘管臟腑生理活動旺盛的時間不一樣，我們採取保健措施也略有側重，但實際上這也有助於維持肝中的氣血充盈，使肝正常的生理功能得以發揮。這是因為臟腑之間是一個有機聯繫的整體，彼此之間默契配合，維持生命活動和身體健康。我可以這樣講，每一分每一秒，只要你是用心呵護身體，你就是在養肝。就如同上面老人一樣，早睡早起，每天保持愉悅平和的心情，親手烹調清淡的美食，這不都是在不遺餘力養護肝嗎？這也不就是我們所尋尋覓覓的十二時辰養肝法嗎？

「太極護肝功」，長壽者的必修功

每個人都希望自己身體健康，活到天年，為了能益壽延年，人們也採取了很多保健方法。這裡我推薦「太極護肝功」，不僅養肝，而且也有助於養護其他臟腑，愉悅心情，經常練習必定有所收益。

我有一位老拳友，是一位已經八十歲高齡的老人家。別看他年紀大，但腿腳靈便，精神佳，面色紅潤，說話中氣十足，真是不得不讓人羨慕。和老人家一起打拳後，慢慢熟識成了老拳友，老人家便對我和盤托出了他的保養訣竅。

老人家告訴我，他平時就對自己和老伴的身體狀況很關心，畢竟有錢也難買健康。尤其是老年人，身體的抵抗力比較差，若是不加以注意，身體健康就會一落千丈，到時候再想辦法彌補就難了。為了強身健體，為了不給兒女添麻煩，老人家潛心研究了諸多保健養生之術，諸如舞文弄墨陶冶情操、與人結交開闊心胸、打打拳舒暢筋骨，甚至還自創了一套護肝功法。

老人告訴我，創建護肝功法是有一定的原因的。老人說，現今人們生活的條件越來越好了，但是健康也越來越令人擔憂。過量飲酒、長期熬夜、經常對著電腦等這些行為都會使肝有所損傷。如果能及時進行調理，就會將損傷程度降到最低，維持肝的代謝、排毒、解毒、藏血等功能正常。於是，他就自創了一套太極護肝功。這套功法是在太極拳的基礎上加以改進的，可有效調節人體的精、氣、神，提高免疫力，達到防病強身的保健作用。下面來瞭解一下老人家自創的這套太極護肝功法。

太極護肝功

面向東方，自然站立，兩腳分開與肩同寬，兩膝微微彎曲，收小腹。將兩手臂在身體兩側慢慢抬起，然後環抱於胸前。左右轉腰。在這個過程中，要臆想自然界的青蔥草木，想到青色之氣進入身體內，肝的生理隨之得以增強。如果做不到就什麼都不要去想，保持自然均勻地呼吸即可。

練習老人自創的這套護肝臟功法，有三點需要注意。第一，就是要面向東方；第二，就是要臆想著青色的事物或者是一團青色之氣源源不斷進入到身體當中；第三，要左右轉腰。那麼為什麼三點事項一定要注意呢？下面我來說一下其中的緣由。

根據中醫五行理論，東方屬木，肝也屬木，同氣相求，因此練習太極護肝功法面向東方效果會更好。加上東方是太陽升起的地方，倘若在春暖花開的日子裡面，面向東方，迎著朝陽，身心就會比較舒暢。身心舒暢，陰陽氣血調和，自然疾病就少了，心情也好了。

當然，練習太極護肝功法，僅僅面向東方還是不夠的，還要臆想著青色，或者是想像著一團團柔和的青色之氣緩緩進入肝中，肝因此而重振精神，盡職盡責藏血、排毒、行氣。之所以要臆想青色事物或者是青色之氣也是因為根據中醫五行理論，青色入肝，有舒肝之功效。一身之氣在肝的管轄下，升降出入不受限制，有助於預防氣血瘀滯，增強免疫力。

那麼，為什麼還要轉動腰部呢？轉動腰部可促進氣血循行，同時還能對五臟進行按摩，改善臟腑功能。加之中醫認為「腰為腎之府」，意思就是腰是腎的府邸，是為腎遮風擋雨的，腰的功能好自然有助於增強腎的生理功能。五行中腎屬水，肝屬木，腎水對肝木有涵養功效，為此腎的生理功能增強了自然也有助於養肝護肝。可見，練習太極護肝功法，緩緩轉動腰是很有必要的。

注意這裡我用了「緩緩」二字，為什麼要強調動作的緩慢柔和性呢？實際上不僅是轉動腰部，整套動作都應如此。因為這套功法是在太極拳的基礎上創出來的，而太極拳能否舒筋活絡、強健五臟，關鍵在於整套動作的連貫性和柔和性，練習太極拳的過程，相當於與臟腑、經絡進行溝通，對它們進行撫慰的過程。動作柔和，傾聽臟腑的呼聲，將我們對它們的關愛之情也同時傳達給它們，臟腑感受到關愛之後，自然可以協調配合，增強人體各方面的功能，促進新陳代謝，增強對外界的適應能力和抗病能力。

練習上述功法對肝有益，可增強肝的生理功能，促進氣血循行，強身健體，益壽延年。不過若想療效更好，還需要有一個好的心境。對此，我認識這位高壽老人家也是頗有心得。

老人告訴我，人老了，對金錢要看淡一些，對養生之術要看重一些，畢竟老年人活著就是一個健康，就是一種心情，就是一種境界。後來聽周圍的人講，老人一直都是一個豁達的人，臉上總洋溢著幸福的笑容，給人溫暖的感覺。

老人能如此豁達，著實令人欽佩。讓心豁達，不為名擾，不為利爭，氣血平和，最大的受益者之一就有五臟中的肝。肝血充盈、肝氣舒暢的情況下再練一下太極護肝功法，定能讓肝重振將軍之風範。我想我們每個人倘若都能如此的話，相信也就不至於讓自己的身心如此受累了。身心皆不疲憊，疾病又緣何能三天兩頭在我們的身體當中興風作浪呢？

有人說，也想讓自己心胸寬廣、心平氣和、心情舒暢，但因為生活瑣事太多，難免有心神不寧的時候，這種情況下就沒有心思做任何事情，要如何才能調理一下？我告訴他，這種情況下不妨按摩一下神門穴。

按摩神門穴

用拇指輕輕按揉，不要過度刺激，有輕度酸麻感即可。

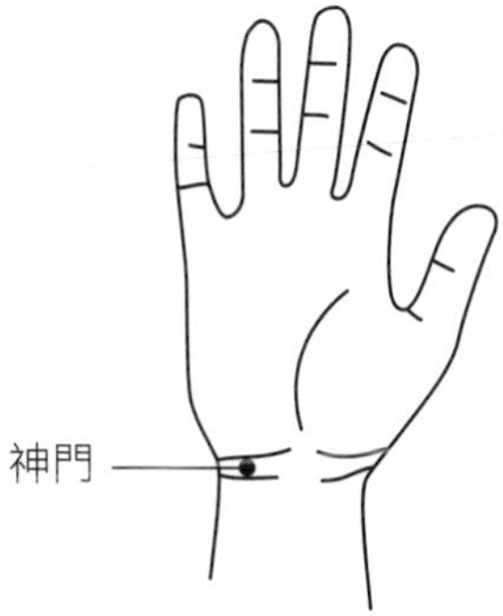

神門穴

內心平和，一身之氣運行和緩，這種情況下再練練太極護肝功，自然是一件幸福美好的事情。希望我們每個人都能如此，都能把健康和幸福牢牢掌控在自己的手心裡，笑看雲卷雲舒。

「五行蔬菜湯」集中養肝，人長壽

養肝可促進補氣血，有益氣血循行，而氣血又是臟腑維持正常生理功能的物質基礎，因此養肝有助於長壽。養肝可喝「五行蔬菜湯」通補五臟，有利於增強肝的生理功能。這是因為五臟之間是相互滋生的關係，通補五臟則有利於集中養肝。

時間再忙，很多主婦還是喜歡下廚為家人烹調一道滋味鮮美的湯，美玉就是其中的一位。細心的她廚藝頗好，排骨湯、海帶瘦肉湯、蛋花湯都是拿手的。後來聽聞蔬菜湯補而不膩，祛疾病強身體，於是便又和其他主婦一起研究起了蔬菜湯的做法。經過一段時間的研究，不僅廚藝又大有長進，在食療養生上也是收穫頗豐。如何將蔬菜搭配熬湯滋補身體，她能說得頭頭是道。對於這個用心呵護家人健康的小女人，老公自然越來越疼惜了。雖然美玉每天都要在廚房裡面忙得團團轉，但因為有愛，心裡面卻是歡喜的。

有一天，美玉神秘兮兮地告訴老公，晚上要喝一道他們從來沒有喝過的湯。老公雖然很好奇，但因為被拒入廚房，所以只能耐著性子等湯上桌。湯端了上來，裡面有好幾種食材，一時間看得老公有些眼花繚亂。

這時候美玉自然而然充當起了飲食專家的角色。她告訴老公，這道湯飲叫「五行蔬菜湯」，對五臟均有滋補功效，男人喝了強身，女人喝了養顏。看著美玉一臉嚴肅認真的樣子，老公忍俊不禁。

那麼這道湯飲是否真具有上述療效呢？在瞭解具體功效之前，我們先來看一下這道湯飲的烹調方法。

五行蔬菜湯

番茄二個，綠花椰菜一小朵，洋蔥半個，鮮玉米粒三十克，海帶二十克，鹽、黑胡椒、植物油適量。番茄洗淨，切小塊。花椰菜洗淨；洋蔥洗淨，切小塊；鮮玉米粒洗淨；海帶洗淨，切小塊。除了花椰菜外，將準備好的原料一併放到沙鍋中，加適量清水和植物油，大火燒開，轉小火燉一個小時左右，放入事先準備好的花椰菜，再放入適量的胡椒粉和精鹽，燉五分鐘左右即可食用。

上述這道湯飲之所以有「五行蔬菜湯」之名，是因為其由五種食材組合而成，這五種食材的主要功效各不相同。其中番茄是紅色的，根據中醫理論，紅色入血、入心，為此番茄的主要功效為養血補心、養心安神。建議心神不寧的患者，適當增加番茄的攝入量，對心有益。

食療方中的綠花椰菜為一味青色蔬菜。根據中醫理論，青色入肝，因此綠花椰菜的功效為滋陰養肝、舒肝氣。當然，不僅僅是綠花椰菜，其他青色食材均能強肝，建議指甲不榮、眼睛乾澀、胸悶不舒、疲勞乏力者多食用。

洋蔥味辛，顏色為白色。中醫認為辛味和白色食材入肺，對肺有益。辛味有行氣之功，白色可滋陰潤肺，可見，洋蔥能助肺增強生理功能。

玉米粒是黃色食材。中醫裡黃色屬土，有滋養脾胃之功。身體瘦弱、體質不佳、慢性疾病患者有必要增加黃色食材攝入量，養護脾胃，促進氣血化生，強健身體，遠離疾病。

海帶味鹹，鹹味能滋陰養腎，增強腎的生理功能。每天吃一點，自然有益健康。

也許，有的人會問，這些食材是滋養五臟的，只有綠花椰菜是滋養肝的，那麼又何必大費周章湊齊五種食材進行烹調呢？還不如來點簡單的，做一道綠花椰菜湯，省時省力。若想解答這個問題，我們需要瞭解一下五臟之間的關係。

中醫認為，五臟之間是一個有機聯繫的整體，一榮俱榮，一損俱損。有鑑於此，養護五臟對其中任何一個都不能予以疏忽。疏忽任何一個，都會損傷其他臟腑，為身體健康埋下諸多隱患。可見，對五臟均予以呵護、關照，有利臟腑整體的平衡。我們在養肝的基礎上，滋補一下其他臟腑，可加強養肝護肝之療效。

諸如養心，心血充盈，則肝血貯藏也就充盈，肝血可行到身體各處發揮滋養功效。人體四肢百骸得到有效滋養，則筋骨強健、活動自如。如果心血虧虛，則肝血不足，血液滋養能力下降，患者就會出現手足拘攣、關節疼痛、行走不便等症狀。

再比如滋養脾胃，脾胃生理功能增強，則可順利輸布水穀精微而生血。血液充盈，則肝才能正常藏血、行血。若是脾胃虧虛，得不到滋養，氣血化生不足，肝無血可藏，無血可行，患者就會出現頭暈、目眩、視物不清等肝血虧虛之症。

當然，補腎、補肺也有利於肝生理功能的增強。可見，對肝進行調理，重點要對肝進行滋補、撫慰，但同時為了加強療效，其他臟腑也不能疏忽。只有多管齊下，療效才會更好。上述所介紹的五行蔬菜湯五臟同補，自然對身體有良好的補益作用。下面再介紹一種五行蔬菜湯的做法，讓大家吃得更香，吃得更健康。

五行蔬菜牛肉湯

牛肉二百克，番茄二個，綠花椰菜五十克，海帶三十克，荸薺一百克，精鹽、植物油各適量。牛肉洗淨，切小塊；番茄洗淨，切小塊；花椰菜洗淨，撕小朵；海帶洗淨，切小塊；荸薺去皮，洗淨，切塊。除花椰菜外，將準備好的原料一併放到沙鍋中，加適量清水、植物油，大火燒開，然後轉小火燉四十分鐘；放入花椰菜，調入適量的精鹽，燉八分鐘左右即可食用。

喝著滋味鮮美的湯，調著肝，潤著肺，滋補著脾、腎、心，擁有健康原來可以如此簡單，如此愜意。

誰說良藥苦口，人參保命「孝心湯」

保養臟腑之氣有助於益壽延年，為此補氣是益壽延年之本。在人們的意識中，良藥均苦口，但是恰恰相反，甘味中藥卻具有良好的補氣功效，人參就是其中一種，建議氣虛患者用人參燉湯喝，有良好的功效。

中醫理論認為，人壽命的長短和肝氣的充盈狀況有十分密切的關係。肝氣充盈，肝的生理功能才能正常發揮，臟腑之間才能維持整體的陰陽氣血平衡，益於身體健康、益壽延年。如果肝氣虧虛或者是升發功能出現問題，就會折損壽命，因此，需要補氣養肝。

尤其是五十歲以上的人，對此更應給予一定的重視，因為五十歲以後，肝氣會日漸虧虛，對此如《黃帝內經・靈樞・天年》中說：「五十歲，肝氣始衰。」可見，過了五十歲，就非常有必要對肝進行精心呵護了。當然，這並不意味著年輕人可以對此予以漠視。肝氣的充盈狀況除了和年紀有關外，還和人們的日常活動、體質、情志等關係密切。過勞、體質虛弱多病、情志不暢等都會對肝氣產生影響，導致視物不清、渾身乏力、精神不振、少氣懶言、多夢善恐、兩肋疼痛等不適症狀出現。為此，每個人都有必要呵護肝之健康，以養肝氣。

養護肝氣可用人參，下面我就來說一下人參對肝的功效。人參原名人生，後來逐漸被改稱人參。之所以將「人生」改名「人參」，是因為古代醫家認為其「形態如人，功參天地」。也就是說人參形同人形，並且其功效巨大，為此賜名「人參」。中醫認為人參主要具有補氣作用。對於人參的功效，《本草新編》中說：「人參乃補氣之聖藥，活人之靈苗也。」《神農本草經》中說：「主養命以應天，無毒，多服久服不傷人，欲輕身益氣不老延年。」從這些醫學典籍的論述中，我們不難得出一點結論，即人參能補氣而益壽延年。

當然，僅僅瞭解人參的功效還是遠遠不夠的，關鍵是要掌握如何用人參進補。補益肝氣我建議用人參烏雞紅棗湯。對於老年人來說，用此湯食療有較好療效。因此，做兒女的不妨經常烹調給父母飲用。可以說這道湯飲是一道實實在在的孝心湯，那麼此藥膳究竟有何功效呢？人參的主要功效為滋補肝氣，那麼為何又用了烏雞和紅棗呢？

根據中醫理論，黑色食材能滋陰補腎、補腎生精，為此用烏雞的目的就是補腎強身。從表面上看，這貌似和補肝氣一點關係也沒有，其實則不然。中醫裡面有這樣一種說法，為「肝腎同源」，也可以說是「精血同源」。「肝腎同源」的意思無非就是肝腎之間可以相互滋養，這是因為肝藏血，腎藏精，精與血相互滋生和轉化，因此肝腎之間也就具有了十分密切的關係。鑑於補腎有助於增強肝的生理功能，加之人參和雞又是很好的烹調伴侶，因此才將人參和烏雞並用。

除了烏雞外，此湯中還用了點紅棗。紅棗有補血功用。根據中醫說法，紅色入血，能滋陰補血，而紅棗為一味紅色食材，自然就有了補血的作用。如果沒有紅棗的話，也可以用花生、酸棗仁替代。

那麼，為何補氣的同時還要補血呢？中醫認為氣血相伴而生，因此補血有助於養氣，這是用紅色食材的第一點原因。第二點原因為人參性溫熱，因此用人參進補有可能耗傷肝之陰血，用點紅色食材補血就可以預防上述副作用。

下面具體說一下對肝具有良好補益作用的藥膳人參烏雞紅棗湯的烹調方法。

人參烏雞紅棗湯

烏雞一隻，大棗八枚，人參十五克，枸杞子十五克，精鹽、味精、黃酒、蔥花各適量。將烏雞按照常規方法處理乾淨，剁大塊，用開水焯一下，瀝乾水分；大棗洗淨去核；人參備好，枸杞子洗淨。將準備好的原料一併放到沙鍋中，加適量清水，大火燒開，放入料酒、蔥花，轉小火燉一小時，調入精鹽、味精即可食用。

上述藥膳烹調方法簡單，對肝有良好的調養功效，因此肝氣血不足者可經常食用。我有一位患者，用上述藥膳調養了一段時間後，發現不但體質增強了，而且記憶力也有了提高，精神狀態也好了不少，此外食慾也越來越好，這實際上就得益於上述藥膳的養生功效。

用人參滋補肝氣除了適宜和上述食材一併搭配外，也可以與辛味中藥一起搭配。

這是因為辛味藥有行氣活血的作用，可促進肝氣升發。人參和辛味食材並用，常見的為人參酒。

人參酒

人參三十克，白酒一千二百毫升。人參洗淨，放到白酒中浸泡半個月，然後將泡好的酒倒入沙鍋中，將酒煮至七百毫升左右，裝入酒瓶中，每次飲用十毫升左右即可，每日一次。

人參雖然是進補佳品，但畢竟也是一味中藥，不能隨便亂用。中醫認為健康者、身體有熱者均不宜用人參滋補。再者，用人參進補不易操之過急，以防補益太過而化火。除了上述事項外，還應注意冬天進補為佳，夏季則不宜。

當然，也可以採用一些簡易的方法來達到補氣養肝的目的。生活在北京的人都知道，老北京人喜歡將核桃放在手裡揉搓。實際上這不僅僅是為了把玩，更是為了強身。這種方法在古代就已經盛行。明代的天啟皇帝、清代的乾隆皇帝均是把玩核桃的癡迷者，乾隆皇帝甚至還曾賦詩「掌上旋日月，時光欲倒流」來讚美核桃。來說一下此種方法。

揉核桃

把兩個核桃放在手心裡，進行揉搓即可。

中醫認為，肝主筋，肝氣足、肝的生理功能正常則手掌才能握。自然，增強手掌的握力也能補肝氣。加之手掌上穴位眾多，對其進行刺激有助於疏通經絡，增強臟腑整體的生理功能，這也有益肝的健康。為此把玩核桃，按壓掌上穴位，刺激手上反應區，也有助於強身、益壽延年。如果你不能為父母做一碗熱氣騰騰的「孝心湯」，那麼不妨為他們買幾個把玩的核桃，以使他們愉悅身體、增強體質。

脊背經常捏一捏，盡享天年病不生

捏捏脊背就能祛病強身，這並不是無稽之談，而是有一定的理論依據的。和手足一樣，人體的後背上也有很多經絡循行，捏脊能對這些經絡進行刺激，進而防止瘀滯，促進氣血循行，增強免疫力以益壽延年。

當我們的身體出現不適症狀時，不打針不吃藥只要捏捏後背，照樣能對身體進行調理，相信這種方法很多人也都用過。老百姓將這種方法稱為「提大樑骨」，中醫裡面則名為「捏脊」，也有「捏積」之雅稱。為什麼「捏脊」也被稱為「捏積」呢?這就要從後背上的經絡說起。

在人的後背上，有兩條重要的經絡循行，一條是膀胱經，一條是督脈。我們先來瞭解一下膀胱經。膀胱經是一條任勞任怨的經絡，每天都在忙不迭地將身體中的大量毒素予以排除，同時還要肩負起抵禦外界風寒入侵的重任。正因為膀胱經集排毒和防禦為一體，因此膀胱經的狀況才關乎身體健康。如果膀胱經氣血瘀滯，經絡不通，人身體的抵抗力下降，人就會因此而患病。為此，我們要時時刻刻對膀胱經予以關照，以有一個良好的身體。

除膀胱經外，對背部的督脈也應小心翼翼呵護。督有統領之意，督脈所統領的是一身之陽氣。中醫認為陽氣是生命之根本所在，有陽氣則生，無陽氣則亡。一身之陽氣充足，身體才能健康，精氣神才能十足，如果陽氣虧虛就會疾病叢生，甚至折損壽命。如果陽氣完全耗盡，人就會死亡。因此，不管是從強身健體的角度來講，還是從益壽延年的角度來說，我們都有必要保持陽氣充足。只有一身之陽氣充足，才能精氣神充盈，百病不生。由於督脈是統帥陽氣之官，因此固陽就可以從疏通督脈、增強督脈的生理功能著手進行。

膀胱經是排毒的，督脈是補陽的，膀胱經和督脈暢通，則氣血陰陽調和，這也就能達到養肝護肝的目的。那麼增強肝的生理功能，保持肝中陰陽氣血調和，如何在膀胱經和督脈上做一番文章呢？我們可以從疏通這兩條經脈著手進行。

中醫認為經絡以通為順，經絡暢通，氣血得以順利循行，周身便能得到充分的滋養和溫煦，身體抵抗力就會增強。反之，經絡不通，氣血瘀滯，濕熱風寒等諸邪不能順利排出，陽氣不足，那麼身體健康狀況就會令人堪憂。鑑於以上原因，我們應該採用各種切實可行的方法來疏通這兩個和健康息息相關的經絡。疏通經絡，捏脊就是首選方法之一。經常捏脊，可以促進氣血循行，促進毒素排除，防範疾患發生，有強身健體之功效。因為此種方法可化淤積防堵塞，於是也便有了「捏積」之名。

捏脊具有以下好處：活血、化積、補充陽氣、排毒。此外，還有助於調理脾胃，增強消化功能，進而有助於促進氣血的化生。因此，我們每個人都有必要學一下這種方法，進而為辛辛苦苦操勞的父母、任勞任怨的伴侶及聰明可愛的孩子捏一捏。每天動動手，就能為辛勞而慢性病纏身的父母趕走疾患，為伴侶調理精氣神，讓孩子能健康成長。在這個過程中，不但有助於呵護家人身體，還能使家庭成員之間的關係更密切，可謂是一舉兩得，我們又何樂而不為呢？下面我就來具體介紹一下這種方法。

捏脊法

患者取俯臥位，操作者站于患者體側，用兩手拇指和中指、食指指腹一併用力，捏起皮膚，捏的同時要盡可能往起提，可三捏一提。從長強穴開始，一直捏提到大椎穴。如果操作手法正確，在捏提的過程中會聽見響聲。次數沒有限制，以患者能承受為度。

記得有一次我的朋友對我講，捏脊這種調理身體的方法好是好，可是有一個關鍵問題，那就是痛感太強了，一般人是承受不住的。確實如此，我的很多患者也說過這個問題。每每遇到這樣的人，我都會耐心地告訴他們，如果捏脊的過程中出現了比較強烈的痛感，就表示

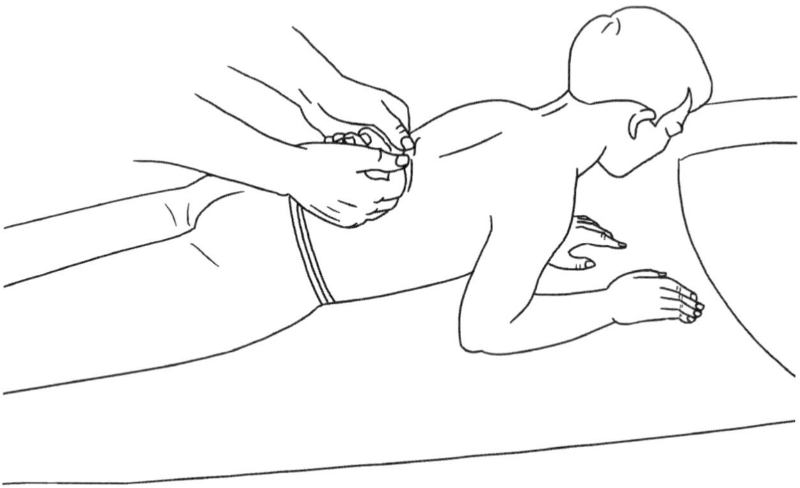

經絡已經瘀滯了。中醫裡面有這樣一條理論，即「通則不痛，痛則不通」，因此，捏脊過程中如果出現了痛感則表明經絡的通暢性出現了問題，需要長期堅持。為了減輕痛感，頭幾次力量要輕一些，然後逐漸加重，這讓患者也就有了一個適應的過程。再者就是要每天堅持，尤其是體質不佳者、慢性疾病患者更應如此。只要我們精心呵護自己的身體，就一定會遠離疾病，身體安康。

為了加強捏脊的療效，在捏脊的同時，還可以配合其他按摩法，下面我就介紹一種穴位按摩的方法。

按摩脾俞穴

將大拇指放在穴位所在處，對其進行按揉即可，每次可按揉三分鐘，宜每天持續。也可以用點按的方法，每次點按二分鐘，也有很好的療效。

中醫認為脾胃是人體的後天之本，人後天的身體狀況皆受制於脾胃。之所以將脾胃視為「後天之本」，是因為脾胃具有消化、吸收、輸布水穀精微的作用，而水穀精微又可化生氣血，對五臟六腑、四肢百骸進行滋養，以保證身體的健康狀況和生命活動的正常進行。可見，若想精氣神足、身體健康、益壽延年，就有必要強健脾胃。因為脾俞穴是脾氣輸注的穴位，與脾胃的生理功能狀況密切相關，對這個穴位進行刺激就有助於改善脾胃的生理功能，促進氣血化生，增強體質。現代人即使不是為了加強捏脊的療效，也應經常刺激一下這個穴位。

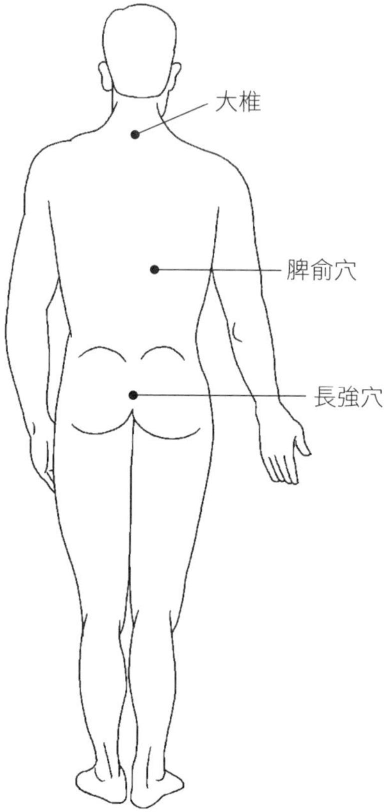

脾俞穴、大椎穴、長強穴

第七章

是治病也是救命——養好肝就能防治很多病

烏雞四物湯補肝益氣，能治諸多婦科病

肝藏血，主疏泄，關乎氣血的充盈和循行。女性因為要經歷胎產孕育等階段，血對其尤其重要。基於此種原因，女性要重視補血。氣血是相伴而生，相伴而行的，因此還應益氣。補肝益氣可用烏雞四物湯進行調理，有不錯的療效。

諸多的養生方法男女是通用的，因此在日常生活中大家也就常會看到這樣一幕，一群男男女女，其中有年逾花甲的老太太和老頭，也有正值壯年的男女，他們往往會在空閒的時間，一起扭扭秧歌、跳跳舞，利用社區裡面的運動器材健健身，當然有時候也會結伴出遊。

儘管諸多保健養生的方法男女可通用，但是男女的生理結構畢竟有差別，這種差別性也就決定了男女養生的側重點會略有不同。那麼，男女養生除了共性的一面外，究竟還各自有何偏重呢？

中醫認為男為陽，女為陰。男女都需要陽氣的溫煦，但是相對於女性來講，男性更是以陽為尊。身體是否健康、性生活是否和諧、是否具有雄心壯志，可以說基本上都取決於男性身體當中的陽氣是否充盈。這可能也就是為什麼諸多針對男性健康的保健品，都打出了「補腎壯陽」這句幾乎人人皆知的廣告詞的原因所在。

相對於男性來講，女性對津液血等陰液物質的依賴則更強一些，因此中醫裡面才有「女性為陰」的說法。女性一生中要經歷月經、胎孕、產褥、哺乳。不管是每個月都要如約而至的月經，還是十月懷胎、生孩子或者給孩子餵奶，都會耗血和失血。這也就是「女性為陰」的理論依據。可見，補血對女性來講則是非常有必要的。尤其是在月經前後、胎孕、產褥、哺乳期，更應重視。

若是在這幾個時期內，沒有注意身體調理，很可能會患上血虛症，出現虧血的症狀。諸如頭暈眼花、面色蒼白、毛髮枯黃、心悸、失眠、皮膚粗糙、性欲冷淡等症。此外，還會患上多種婦科疾病，諸如月經不調、乳房脹痛、痛經、不孕等。

基於此，女性需要滋陰補血，以防止血液虧虛。補血的同時還應益氣。這是由氣的重要性及氣血之間密切的關係所決定的。津液血等對身體具有滋養的作用，氣則具有溫煦的作用。除了可溫煦五臟六腑、四肢百骸外，氣還能生血、行血。在病理上，氣虛或氣滯，可導致血瘀，稱為「氣虛血瘀」。臨床治療血虛、血瘀時，常配合補氣的藥物，就是這個道理。

不管是出於養顏美容，還是防治婦科病的需求，補血益氣都是必需的。補血益氣時五臟六腑均要補，但補肝更為重要。中醫認為肝藏血，主疏泄。肝氣在疏泄的過程中會將血布送到全身，以維持正常的生命活動。一旦肝中氣血不足，或者是肝主疏泄的功能失常，必將導致氣血虧虛、瘀滯，進而使人罹患各種疾病。因此，補氣血的關鍵在於補肝調肝。

烏雞四物湯是我一直鍾情的食療方。對於身體虛弱的女性來說，往往是因氣血不足而導致的，為此在飲食上不妨也試試這個方子。用半隻烏雞煲湯就可以，各種原料的成本也比較經濟，既能滿足身體的營養需求，又能補血益氣，好處還是頗多的。下面就來瞭解一下烏雞四物湯的做法。

烏雞四物湯

烏雞半隻，當歸二克，川芎八克，白芍十二克，熟地黃二十克，生薑、精鹽適量。將烏雞宰殺，按照常規方法處理乾淨，過一下開水；將當歸、川芎、白芍、熟地黃洗淨，分別切成薄片，放入布袋中。將準備好的原料一併放到沙鍋中，加入適量清水，大火煮沸後，撈去浮沫，再加入薑片，轉小火慢慢燉至雞肉軟爛，撈出藥包、薑片，加入適量的精鹽即可食用。

食療方中的烏雞，養血補陰、益氣養血，相當適合女性食用，尤其是產後或者是體質虛弱的女性，可促進身體康復；川芎能活血行氣；當歸補血活血、調經止痛；白芍補血調肝，通順血脈，活血化瘀；熟地黃具有補血滋陰功效，可用於血虛萎黃、眩暈、心悸、失眠、月經不調、崩漏等症。

燉上述藥膳的時候，整個房間飄著醇厚溫暖的香味。食用時入口味道清淡，細細品嘗，一股暖流湧入心田，很有寵愛自己的滿足感。

慢性胃腸病可靠肝來防，參棗當歸牛肉湯養肝益氣好幫忙

根據中醫五行理論，肝屬木，脾胃屬土，木對土有一定的克制作用。如果肝的生理功能異常，則克制就會太過而影響脾胃正常的生理功能，導致脾胃受到損傷。解決上述問題，可用參棗當歸牛肉湯，疏肝理氣促使肝的生理功能逐步增強。

身體有很多症狀表現實際上是在傳遞給我們資訊，諸如心悸、心煩了，表明心功能可能異常了；經常腰痛，並且還有性功能方面的障礙，可能是腎虛了；感冒了，則可能是自然界中的風寒之邪已經通過體表侵犯肺，導致肺的宣發和肅降功能失常……等等。總之，一個人出現了這樣或者那樣的問題，身體健康肯定是出現了異常，就需

要調整和進行及時治療，以防疾病不可逆轉，以至於讓我們後悔莫及。

有的患者不心煩，也沒有腰膝酸軟的問題，只是經常胃脹，有時候胃區有痛感，但是這種痛感時有時無，唯獨胃脹是長期性的。張女士就是這樣的一位患者，去諮詢醫生，醫生說可能是消化不良，於是就買了點健胃的藥物，諸如大山楂丸、健胃消食片一類，但是服用後並無明顯療效。吃點辣的，喝點涼的，胃脹就更嚴重了，甚至整個腹部也會出現脹痛感。

在前面說過，身體不適是傳達給我們的一種資訊，只要順藤摸瓜一般都可以改善不適症狀，促進疾病好轉。從表面上看胃脹肯定是胃的消化功能失調，導致食物不能順利消化引起的。但對於胃脹，中醫裡面有一種說法叫「肝胃失和」。

「肝胃失和」的真正原因在於肝，而不是胃。若你是肝病患者，不妨仔細想一想，自己有沒有胃脹、間歇性胃痛或者是乾嘔，但是又吐不出來的症狀；會不會沒有食慾，討厭葷腥……這實際上都是肝的生理功能失調所導致的。

臟腑和人一樣，也有它們的脾氣秉性。對於肝來講，它性情豪放，不喜歡被束縛，可將身體中的氣機疏散到全身各處，中醫裡面講「肝主疏泄」，說的也就是這個意思。肝生理功能正常，一身之氣有升有降，則身體呈現一片和諧之象。一旦受各種因素的影響，肝不能正常舒暢一身之氣，就會導致氣的循行失於常道，侵犯脾胃，影響脾胃的消化功能，於是患者就會出現胃脹、胃痛等症狀。

肝不能正常疏泄，患者還會出現腹脹、腹瀉、便溏等消化功能障礙。這表明肝失疏泄，不僅影響到了胃的正常消化，也波及了腸道。這又是何故呢？

人體有五臟六腑，其中臟屬裡，腑屬表。一臟對應一腑，其中肝膽互為表裡，相對於其他臟腑來講，肝膽之間的關係要更密切一些，在生理功能上相互影響，在病理上往往也最容易進行相互傳遞。下面瞭解一下它們之間的具體關係。

膽中所貯藏的膽汁是由肝的精氣所化生，如《東醫寶鑑》說：「肝之餘氣，溢入於膽，聚而成精。」膽汁可以進入到小腸中，幫助小腸進行進一步的消化吸收，因此膽汁有促進消化的功能。小腸與大腸相連，小腸的生理功能是否正常，自然又會影響到大腸的傳導功能。

肝的生理功能失常，肝對一身之氣不能正常疏泄，難免會影響到膽汁的化生，對小腸和大腸的消化、吸收、傳導功能產生不利影響，因此就會出現消化功能障礙。這也就是為什麼肝功能不全的患者，均有不同程度的胃腸分泌、吸收障礙。一般情況下，肝損害愈嚴重，分泌、吸收障礙愈重。胃腸功能不佳反過來又可影響肝，加重對肝的損傷。

肝主疏泄的功能是否正常，不僅是肝自身的問題，也關乎腸胃的健康。長期消化功能不佳者，養護腸胃的同時也應重視疏肝理氣，這樣才能從根本上解決消化功能障礙。肝氣不舒消化不良者可以用參棗當歸牛肉湯進行調理。

參棗當歸牛肉湯

牛肉二百五十克，當歸二十克，黨參三十克，紅棗六個。牛肉洗淨，切片；紅棗洗淨，去核；當歸、黨參分別洗淨。將準備好的原料一併放到沙鍋中，加清水適量，武火煮沸後，改文火煲兩小時即可飲用。

牛肉可滋養脾胃、補中益氣。當歸入肝，可補養肝血，補血的同時還能活血，對肝鬱氣滯有一定的調理作用。因其還入大腸，可起到滋潤作用。黨參是典型的補氣藥，相對於人參來講，功效較為和緩，可適宜用其長期進補。黨參入脾，可補中益氣，改善脾胃虛弱的狀況，促進脾胃恢復正常的生理功能。紅棗味道甘甜，入脾胃，也有健脾強胃的功效。

上面這幾種食材在搭配上實際上是很有講究的，既調理脾胃，又疏肝解鬱，這樣一來就達到了標本兼治的目的，可以有效防治胃腸疾病。

用食療方改善胃腸的同時，還可以配合按摩足部的太衝穴（位置請參考一九一頁），有疏肝解鬱的功效，防止情緒抑鬱影響肝的健康。

女子月經不調，玫瑰花雞蛋湯調好肝臟經順暢

肝血虧虛、肝氣鬱結可導致月經不調，因此女性應重視養肝護肝，以擺脫月經不調的困擾。補肝調經，可來一碗雞蛋玫瑰花湯，既可補肝血，又可疏肝理氣，對肝生理功能異常導致的月經不調有良好療效。

月經不調是女人常有的毛病，有的女性認為月經不調就是月經經期不正常，但實際上月經痛、月經量過少或者是過多等，都是月經不調的症狀表現。月經不調需要及時進行調理，否則會引發嚴重的後果。

小李是一名湖南女孩，今年二十四歲，但說句實在話，乍看上去你會覺得她是個

三十多歲的女人。有點胖，是女性生完孩子之後那種偏向臃腫的肥胖。臉色有些暗淡，眼角處的皺紋也不少。平素喜歡鑽研美食，飲食原則是「盡享美味」，對於運動宣言則是「能坐就不站，能躺就不坐」。

因為小李所在的公司女性比較多，因此休息時大家就會在一起探討婚姻、孩子等話題。說起生孩子，那些準備結婚懷孕的女性都是興致勃勃；大家問及小李，她則一臉憂傷說出了一個驚人的秘密：她月經非常不規律，有的時候甚至幾個月不來一次，即使來了量也非常少，醫生說她有可能無法生育。

月經不調，除了會加速皮膚的老化程度外，還會加快臟腑老化。若是月經不調嚴重，不但會導致女性生理功能減退，還會引發不孕症。可見，月經不僅是正常的生理現象，也是反映女性健康與否的一個重要標誌。因此，月經不調必須及時進行調理。不管是出於健康的需求、維持美麗的手段，還是孕育的打算，調節月經，使其保持正常絕不能手軟。

任何事情的發生都是有一定原因的，只有瞭解了原因，才能去解決問題。中醫認為引發月經不調的原因有多種，諸如飲食不良、心情長時間抑鬱等都是罪魁禍首。對於營養不良或者是心情抑鬱所引發的月經不調，只要養成良好的飲食習慣，注重調適心情，一般情況下均可以很快恢復到正常。

除了以上原因會導致月經不調外，肝血虧虛、肝氣鬱結往往也是主要原因。肝就是人體中的血庫，能夠貯藏一定的血液，以供人體活動所需，發揮其濡養臟腑組織的作用，使臟腑、四肢、五官的生理功能保持正常。對此，《黃帝內經・素問・五臟生成》中說：「故人臥血歸於肝，肝受血而能視，足受血而能步，掌受血而能握，指受血而能攝。」

如同五臟六腑、四肢百骸等均需要肝血的滋養一樣，女性月經是否正常，能否順利孕育也取決於肝血。只有在肝血的滋養下，其生理功能才能正常：月經按時到來，可正常孕育生產。一旦肝血虧虛，肝就不能將血液由肝輸送到全身各處，以供全身各組織器官所需。於是，女性就會出現月經不調的症狀，嚴重的情況下還會出現閉經的症狀。

肝氣鬱結也會導致月經不調。肝具有主疏泄的功能，血液隨著肝氣的疏泄而布散到全身各處，自然也會下注到胞宮，對其進行充養。肝氣鬱結，肝血無法正常下注到胞宮，自然就會導致月經失調症。

對於肝對月經的影響作用，現代醫學也作出了闡述。現代醫學研究認為，肝是人體新陳代謝的中心站，可調節身體中的雌激素，維持雌激素相對穩定，防止卵巢功能紊亂。可見，不管是從中醫的角度還是從西醫的角度來講，防治月經失調都需要從養肝護肝著手。月經失調的患者養護肝不妨試試玫瑰花雞蛋湯。

玫瑰花雞蛋湯

玫瑰花、綠萼梅花各十克，雞血藤三十克，雞蛋二個。將上述原料分別洗淨，加適量清水，放入沙鍋同煮，飲湯吃蛋，每日一次。

玫瑰花入肝有行氣解鬱的功效，對於肝氣鬱結導致的月經失調有很好的調理改善作用。對於女性來講，即使沒有月經不調的毛病，也可以適當飲用玫瑰花泡茶，有助於美容養顏，保持心情舒暢；和玫瑰一樣，綠萼梅花也具有舒肝解鬱的功效；雞血藤藥用功效和緩，其入肝，不但可補血養肝，還可舒筋通絡活血，有較好的調經止痛功效；雞蛋能補陰益血、補脾和胃，經常食用對於改善體質虛弱有所幫助。

上述食療方既疏肝解鬱，又補肝養血，對於肝的生理功能失常導致的月經不調有益。建議月經不調的女性常食。

貧血患者，豬肝枸杞淮山湯是最佳選擇

若是臟腑虛衰，則會導致血液生成不足，出現血虛症。如果血虛，臟腑肌膚失養，會進一步損傷臟腑功能，給身體帶來諸多隱患。因此血虛患者需要及時用豬肝枸杞淮山湯補血強身。

去商場買東西，琳琅滿目的商品看得人眼花撩亂，小馬正逛得盡興時，突然有點兒頭暈，還差一點摔倒了，所有的雅興頃刻間煙消雲散。雖然頭暈暈乎乎的，但是小馬和她的朋友均沒怎麼在意。小馬說可能最近太累了，小馬的朋友則說可能是貧血了，趕緊找一個地方吃點好的補一下。在她們的意識中，當貧血來襲的時候，只要吃點好的，就可以改善狀況。是不是果真如此呢?下面我們就來具體瞭解一下。

對現代人來講，「貧血」已經不再是一個陌生的詞彙了。諸如有的人蹲下身，一站起來就頭暈，身邊的親朋好友可能都會說這麼一句話：「是不是貧血了？」再比如有的人渾身無力，面色發白，往往也會認為自己是貧血了。

翻閱中醫書籍，你一定找不到貧血的說法。當然並不是中醫裡面沒有相關的講述，而是因為貧血是西醫裡面的說法。西醫裡面所說的貧血指的是循環血液中紅血球總量減少至正常值以下。中醫裡面所說的血虛指的血液量不足或血的營養、滋潤功能減退所導致的病理變化，諸如手腳無力、頭暈、精神不振、容易疲勞、面色萎黃等。

相對於貧血來說，中醫裡面的血虛症可囊括的範圍是比較廣的，因此可以將西醫中的貧血納入中醫裡面血虛症的範疇。我們都知道，血液是人體生命活動的重要物質基礎，它含有人體所需要的各種營養物質，內至臟腑，外達筋骨，對全身各臟腑組織起著營養作用。

血虛就是血液生成不足，由於血液不充盈，五臟六腑的功能也會隨之降低。五臟六腑的生理功能受到影響，這不但會進一步加重血虛的症候，還會導致抵抗力頻頻下降。抵抗力低下，風寒酷暑或者是各種病毒就會乘虛而入，疾病叢生。

血虛如果不能得到及時有效的調理，就成了血虛體質，難以改善，需要長時間進行調理。血虛和血虛體質是有一定的分界線的。血虛是比較輕的狀況，只要給予足夠的營養物質進行補充，對造血、藏血、行血的臟腑進行調理，就可促使其在短時間內恢復到正常態。

如果耗損太過，並且耗損時間比較長，又沒有及時進行補充，血虛的狀況進一步惡化，就成了血虛體質，身體也就每況愈下，調理改善上也比較有難度。鑑於此，只要發現自己有氣血不足的症狀，就不能任其發展下去，以防止血虛加重，給身心帶來十分不利的影響。

血虛和血虛體質可以從患者的不適感及其身體不適症是否經常反覆等方面來進行區分。若是出現頭暈眼花、心悸失眠、手足發麻等症，給予充足的補血食物進行調理後，症狀得以改善，就說明患者僅是出現血虛的症候。若是這種症狀持續時間比較長，經過調理後起效不是很明顯，則表明已經發展到血虛體質了，需要考慮用補血生血的藥物進行調理或者是長期通過食療法進行身體補養。

因為從血虛發展到血虛體質是有一個漫長的過程的，因此一旦發現血虛的症候就需要及時進行調理，以防患於未然。血虛患者可用食療的方法進行調理，這也是最簡單有效，對身體也沒有副作用的調理方法。不但能補血，還能給予其他物質的補充，預防疾病發生、強健機體。血虛患者在飲食上可以試試豬肝枸杞淮山湯。

豬肝枸杞淮山湯

豬肝半個，枸杞子三十克，淮山藥半根，精鹽適量。山藥去皮洗淨，切片，用鹽水浸泡，防止變黑；豬肝洗淨，切片；一定要反覆用清水徹底沖洗，以去掉裡面的淤血；枸杞子去雜質，洗淨。將準備好的原料一併放入沙鍋中，加適量清水，大火煮開，然後小火熬煮四十分鐘左右，等到豬肝及山藥熟爛後，加入精鹽調味即可。

中醫認為腎中的精與肝中所藏的血之間是可以相互化生的，因此補血可以通過補腎來達到補血生血的目的。食療方中的山藥可補腎生精，有助於促進氣血化生。此外，藥食兩用的佳蔬山藥還可健脾強胃，有效改善脾胃虛弱的狀況。脾胃是化生氣血的主要臟腑，脾胃功能強健，自然氣血就可以源源不斷地得到化生；中醫裡面有「以形補形」的理論，豬肝與肝相類似，為此可以養肝補肝。現代醫學研究認為豬肝含有豐富的鐵、磷，是造血不可缺少的原料，因此適當食用豬肝對於貧血有益；枸杞子有肝腎同補之功，不僅有助於滋陰補血，還有補腎生精的功能，堅持食用有助於強身健體。

補血不僅是單純吃點好的就能得到改善的。食療法能否起到補血生血的目的，關鍵在於能否食之得法。除了用飲食調理外，養成良好的生活習慣也是非常有必要的。

乳鴿天麻川芎湯，養好肝臟解頭痛

肝具有主疏泄之功，關乎一身之氣能否順暢運行。倘若肝不能主疏泄，則氣血不能順利對頭進行滋養，患者就會出現頭痛的症狀。解決肝生理功能異常導致的頭痛可用乳鴿天麻川芎湯進行調理。

于女士如今已經五十多歲了，是一名老頭痛患者，頭痛的症狀已經持續三十多年了。據于女士講，因為父親突然辭世，一著急上火就患上了這種病。這麼多年，頭痛的症狀時好時壞。即使頭不痛，每天也暈暈沉沉的，腦袋裡面總是混混沌沌的。為了緩解頭痛的症狀，于女士經常吃止痛藥，聽女兒說長期吃止痛藥會損傷肝臟，但是若是不吃，頭痛發作起來又恨不得結束自己的生命，真不知該怎麼辦才好。

于女士為兒女辛苦勞累了一輩子，原本指望老年時能安枕無憂地生活，但是無休止的頭痛卻將一切都打亂了。當于女士在北京工作的女兒將老母親帶到我面前的時候，我對這位平凡的農村婦女油然生出一種敬畏感。

聊幾句簡單的家常話，緩解一下患者緊張的情緒，於是便將話題轉移到了頭痛上。患者很瘦削，是那種骨瘦如柴的瘦，身體單薄得很，乍看上去就一副骨架子；眼睛沒有明亮的光芒，看上去霧濛濛的；臉色蠟黃，一點光澤也沒有。

據患者的女兒講，母親是一個急性子。可能因為性格的因素，平素情緒波動也比較大，也許三分鐘前還一臉笑容，但轉眼的工夫就怒氣衝天了。儘管大家知道母親發火也並無惡意，但是這種劇烈的情緒變化還是讓兒女無所適從。

對患者進行診斷後，我已經確定了一點，老人的頭痛並不僅僅是自然界的外邪所導致的，其根本原因在於肝，和肝的生理功能異常有很大的關係。肝的生理功能異常之所以會導致頭痛有兩個主要原因，一個原因是肝氣鬱結，氣血不能對頭進行充分滋養；另一個原因為肝火過旺引發頭痛。我們先來看一下肝血和頭痛之間的具體關係。

中醫認為肝是一個藏血的臟腑，肝不僅藏血，還可以將貯藏的血液輸布到全身各處，供給身體的需求。白天時，臟腑器官、四肢百骸的生理活動比較旺盛，因此白天的時候肝臟貯存的血液是比較少的。到了晚上進入休息狀態，臟腑器官的生理功能相對減弱，對血液的需求也就略有降低。在這種情況下，臟腑器官用不了的血液就會回歸到肝臟中進行貯存。為此中醫裡面有「夜臥則血歸於肝」的理論。

這就是宣導人們早睡、晚上不熬夜的原因。不熬夜，早點睡覺，使血順利回歸肝臟能達到養肝護肝的目的，若是晚上經常熬夜則會耗損陰血。長時間如此，會導致肝血不足，肝中的陽氣就會偏亢，因此患者就會出現肝火上炎的症候。過於旺盛的肝火上躥到頭，患者難免會出現頭暈頭痛的症狀。加之肝中所藏納的血在肝氣的推動下，會布散到頭上，對頭起到滋養的作用。肝血不足，滋養功效減退，患者也會出現頭痛之症。除了熬夜會損傷肝血外，過於勞累、用眼、情緒波動、久病也會影響到肝中血液的貯存狀況。

接著我們再來瞭解一下火旺和頭痛之間的關係。在日常生活當中，可能有的患者會有這樣的經歷。因為一件事情，怒氣衝天。事情過去了，但是因為當時情緒波動較大，因此出現了頭痛的症狀。實際上這就是肝火過旺的原因。肝火過旺之所以會導致頭痛是因為肝主升發，肝氣是向上升發的，正常的升發對健康有益。但若是升發太過就會導致氣血上湧，刺激頭從而出現頭痛的症狀。

從上面的分析中，我們也不難看出，若是想改善頭暈頭痛的症狀，有兩個行之有效的辦法，第一就是滋陰補肝，第二就是維持肝正常疏泄的生理功能。滋陰補血養肝，維持肝正常疏泄的生理功能，可用乳鴿天麻川芎湯進行調理。下面我們一起來看一下烹調方法。

乳鴿天麻川芎湯

乳鴿一只，天麻十二克，川芎六克，紅棗四枚。將乳鴿宰殺，去毛及其內臟，洗淨，切塊；紅棗洗淨，放到清水中浸泡至軟，去核，然後將其切成兩半；天麻、川芎分別洗淨。將準備好的原料一併放到沙鍋中，加適量清水，用中火燉煮三小時即可食用。

食療方的乳鴿對於肝腎均有滿強的滋補作用，可補氣血、強身。對於肝腎陰虛導致的心神不寧、體弱均有功效。此外，還有助於改善血液循環，對氣滯血瘀有幫助。

天麻是一味常用來治療頭痛的中藥，不過天麻善於治療肝陽上亢導致的頭痛症。這是因為其入肝，可降肝火，以防止肝陽上亢入侵頭部，使患者出現頭暈、頭痛的症狀。川芎能行氣調血。對於川芎的功效，唐朝甄權謂能治「一切風、一切氣、一切勞損、一切血、補五臟、壯筋骨、調眾脈」。可見，川芎不僅能補益臟腑，還能摒退外邪，增強體質。紅棗味道甘甜，最擅長補益脾胃，改善脾胃功能虛弱的狀態。脾胃功能強健有助於促進氣血化生。

上述食療方僅對氣血不足導致的頭痛有效，尤其是對肝血不足、肝陽上亢所導致的頭痛症效果較好。不過如果患上頭痛，尤其是長期性頭痛，一定要進行相關檢查，以明確病因，對症治療，以防錯過最佳治療時機，使小病變大病，大病變重病。

馬齒莧杞棗湯，補肝益血助降壓

正常情況下，肝中的陰陽是旗鼓相當的，肝中陰陽彼此勢均力敵，人才無健康之憂。倘若肝陰不足、肝陽上亢，則氣血過度往上湧，就會導致血壓升高。解決這個問題，可用馬齒莧杞棗湯進行調理，滋陰潛陽可幫助降低血壓，維持身心健康。

表面看上去很健康，能吃能喝、聲音高亢、面色也不失於紅潤，但實際上卻已經被頭暈、頭痛、失眠、乏力、注意力不集中等症折磨得筋疲力盡。可能是最近有些營養不良，也可能是最近太勞累了……在日常生活中，我們似乎能為這些不適症找到N種理由。若是上述不適症比較輕微，則不予理會。症狀嚴重的話，則會心驚膽顫。這往往就是現代人對於身體不適症以及一些疾病的態度。

實在扛不住了，去醫院檢查，被告知血壓高。瞭解到身體不適症的罪魁禍首是高血壓後，心裡的石頭落地了。高血壓而已，並不是什麼大病，無須擔憂。確實如此嗎？對於高血壓，相信我們並不陌生。即使身邊的人沒有高血壓症，也可能聽別人談論過。

現今，受壓力、飲食、不良環境等各種因素的影響，高血壓的人群呈現擴大的趨勢，高血壓症也越來越引起人們廣泛的重視。之所以人們越來越關注高血壓，是因為他們意識到高血壓症不僅會引發身心不適，還會導致一些併發症的發生，諸如心腦血管疾病、腎臟疾病、糖尿病等，嚴重的導致半身不遂甚至會危及患者的生命。有鑑於此，積極對高血壓進行防治自然也是大勢所趨。

那麼，要如何著手進行防治呢？對於高血壓患者來講，這才是最關鍵
高血壓進行防治，首先應該掌握高血壓的誘發因素。和其他疾
乏運動、過於勞累等這些不良的生活方式是不能免責的
能改掉這些不良習慣。這不僅有助於防治高
的。

除了上述誘發高血壓的原因外，肝臟的生理功能異常也是誘因

高血壓的主要症狀是眩暈。有些高血壓患者可能對此有著深刻的體會，即一旦血壓升高，患者就會出現眩暈的症狀。血壓高得越厲害，眩暈的症狀也就越嚴重。

對於眩暈症，中醫裡面的解釋為肝風內動，對此，《黃帝內經·素問·至真要大論篇》中說「諸風掉眩，皆屬於肝」，就是說各種原因引起的高血壓病，實際上都和肝有關。其發病原因為肝中的精血虧虛，血不養筋，肝陰不能制約肝陽而肝陽亢奮所致。肝陰不足，肝火上炎，肝中陽氣過量往上湧動，於是患者就會出現高血壓的常見症，即眩暈。

雖然肝中陰虛不足可以誘發高血壓，但肝陰虛往往並不是唯一的致病因素。外邪入侵、脾胃不佳、腎臟功能虛衰均可誘發高血壓。不過不管是何種原因所導致的高血壓，在對症施治的同時均應關照到肝。

養肝護肝，補肝血、滋肝陰，防止肝火上炎，平素可通過飲食進行調理，既能補充身體對營養物質的需求，還能達到養護肝臟的目的，可謂是一舉兩得。食療方平肝陽降壓可以試試馬齒莧杞棗湯。

馬齒莧杞棗湯

馬齒莧三百克，紅棗四個，枸杞子二十粒。馬齒莧去雜質，洗淨；紅棗用清水浸泡半個小時，洗淨，去核，一切兩半；枸杞子洗淨。將枸杞和紅棗先放到沙鍋中，加適量清水，武火滾沸後改中小火熬約二十分鐘，再下馬齒莧滾至熟即可。

食療方中的馬齒莧是一味常見的野菜，俗稱「豬母奶」，若是春天採集一些，過一下開水，拌入蒜汁，可謂是一道清新開胃的美味。馬齒莧不僅味道佳，還是保健養生的好食材。中醫認為其性寒，入肝，可清肝火。同時，還可幫助肝臟解毒，因此適當吃些馬齒莧對於肝臟的養護是有好處的。紅棗味道甘甜，入脾胃，可改善脾胃虛弱的狀態。脾胃是氣血化生之源，不管是對於何種疾病的防治，調理脾胃均是很有必要的。枸杞子入肝腎，既可補腎生精，也可滋肝陰。中醫裡面有「肝腎同源」的理論，這是因為腎中所藏的精和肝血之間是可以相互化生的，因此枸杞子對於肝臟有良好的補益作用。

若是肝的生理功能欠佳，肝火旺盛，患者已經出現眩暈症的話，可用上述食療方進行調理。尤其是肝火比較旺盛的春天或者是動怒之後，最好都及時喝點此湯。

除了用食療法進行調理外，不妨再學點養護肝臟的妙招。下面給大家介紹一個養肝的功法。

養肝小功法

身體自然站立，雙腳分與肩平，兩膝微屈，雙手環抱於胸前，全身放鬆，意守丹田，調整呼吸。每次十至三十分鐘，每日一至二次。多加練習，有強身健體之功。

用馬齒莧杞棗湯進行調理的同時，再練習一下上述養肝小功法，就能輕輕鬆鬆解決肝陽上亢導致的高血壓。

醋豆養肝有益平衡血糖

肝臟對血糖有調節的作用，可維持血糖的穩定，倘若肝的生理功能異常，對血糖不能進行正常調節，則會導致血糖升高。倘若這種狀況持續得比較長久，也就會形成我們所說的糖尿病。解決血糖高的問題，可食用醋豆對肝進行調理，以達到降血糖的目的。

臨床上有這樣一個很有趣的案例。有一位肝硬化患者，並無糖尿病病史，但住院後血糖持續升高。空腹進行血糖測量，一切正常；飲食後再針對血糖狀況進行測量，結果血糖又升高了。夜晚，患者進行休息，因為不再進餐，血糖逐漸恢復到正常狀況，可是後半夜卻出現了低血糖的狀況。對此，主治醫生百思不得其解。為了解開其中的謎團，主治醫生建議對其進行會診，以確診是否患上了糖尿病。會診結果出來了，這位患者的確是患上了糖尿病。此糖尿病為「肝源性糖尿病」，其發病的主要原因為肝臟的生理功能異常。

肝臟的生理功能異常會導致糖尿病，實際上並不是什麼不可思議的事情，這是由肝臟自身的功能所決定的。肝不僅可藏血，促進一身之氣的上下通調，而且還是人體中的「化工廠」。膽汁生成、人體代謝、解毒等一系列生理功能，均是在肝臟的參與下完成的。對於糖代謝的合成也不例外。

人體的主要營養素很多，醣類就是其中非常重要的一種。醣類不僅可以滿足人體的營養需求，也是能量的主要來源。人們進食後，飲食中的澱粉和醣類經過脾胃的消化後會轉變成葡萄糖，葡萄糖到達小腸，經過小腸的進一步消化吸收進入肝臟。

進入肝臟的糖，有一部分被肝臟吸收利用，以轉變成能量維持肝臟正常的生理功能。利用不了的糖則在肝臟內被合成為肝糖原儲藏起來。當人們工作或者是從事其他活動時，代謝率加快，自然血液中葡萄糖也會大量消耗，患者周身就會出現不適的感覺，這其中以疲勞感比較典型。

這種情況下，為了維持正常的生理活動，減輕患者的疲勞感，肝臟就會將儲存的肝糖原分解成葡萄糖供機體使用，以維持身體血糖的穩定。可見，肝臟對血糖有調節的作用。假若肝功異常，對血糖的調節能力減弱，就會導致血糖不能良好地儲藏，於是就會出現高血糖的情況。此種狀況如果長期得不到有效控制，就有發展為糖尿病的可能。

針對肝臟生理功能異常導致血糖升高這個問題，調治上自然也需要從肝著手。只要將肝臟養護好，保證肝臟正常進行代謝，血糖頻繁升高，尤其是進食後血糖升高的問題就可以迎刃而解。

對於不同的身體健康狀況異常，都有著相對應的辦法，不管是藥物療法還是其他的生活調養法，都需要對症。對於肝的生理功能異常導致的血糖升高自然也不例外。對於此種問題，飲食上可吃點用醋泡製的黑豆，即醋豆。

醋豆

黑豆一大把，白醋一瓶。將黑豆洗淨，放到熱鍋中炒十分鐘左右，晾涼；放入可以密封的瓶子中，倒入白醋；密封數日，待黑豆發酵膨脹即可食用，每餐後吃十粒即可。

醋豆所需要的原料比較簡單，相對於其他食療方來講，此食療方具有其獨特的優勢。原料簡單，製作方法也沒有什麼難度，養生功效也頗為顯著，對於高血壓、冠心病、便秘、肝炎、糖尿病等都有著理想的療效，因此贏得眾多養生保健人士的青睞。

食療方中的黑豆，是專門補腎的食材，有「腎之穀」的美稱。黑豆可補腎生精、滋陰補腎。根據中醫五行理論，腎屬水，肝屬木，腎水對肝木有涵養之功效。為此用黑豆滋陰補腎，進而增強肝的生理功能。肝的生理功能得以增強，則血糖就會隨之得到良好的控制。

食療方中的白醋可用作調味品，也可用來保健養生。比如洗腳的時候放點醋，會睡得更香甜；洗澡時加點醋，會全身舒暢；飲食不振來點醋，可以增進食欲……當然還可以養肝護肝。醋味道酸，而酸味的食物是入肝的，有助於維護肝臟健康。中醫認為酸味有收斂的作用，為此可滋肝陰、養肝血。再者，醋中除了含有醋酸，還含有氨基酸、鈣、鐵、鋅、多種維生素B，不僅有助於養肝、降血糖，還可改善體質，增強身體的抵抗力。

醋可養肝，黑豆可養腎，這兩種食材看起來是風馬牛不相及的，但實際上這兩種食材的搭配是非常巧妙的。黑豆與醋結合後，不僅補腎，還能調肝，可改善肝功能及延緩衰老。醋泡黑豆雖然具有多種保健功效，不過脾胃虛弱的患者或者是有脾胃疾患的人，食用時還是應有所慎重的，以防食用不當，進一步損傷脾胃，導致病情加重。

夏枯草瘦肉湯平肝養肝防中風

中風以半身不遂、失語、口舌歪斜、偏身麻木為主要表現，嚴重情況下還可導致猝死，嚴重危及人們的身心健康。因此，在日常生活中，要積極預防中風的發生。預防中風發生可食用夏枯草瘦肉湯，平肝降火，防止肝火過旺，對中風有較好的防治功效。

嘴歪眼斜、說話不清楚、流口水等，一說到以上症狀，相信很多人都會脫口而出「中風」這兩個字。上述症狀的確是中風的典型症狀，中風醫學上也叫腦卒中，主要是腦部血管受到侵害，腦的血液循環發生障礙而導致的疾病。中風發生往往很突然，讓人防不勝防。諸如有的患者昨天還好好的，但是睡了一晚上的覺，得了中風，就動不了了。這樣的實例在生活中比比皆是。

中風雖然發病比較突然，但實際上其潛伏期還是滿長的，只不過患者對此未能重視，沒有及時著手進行治療，才導致了嚴重的後果。若是及時發現，及時治療，相信有些患者也不至於發展到行動不便、言語不清、口水直流的地步。對中風進行有效防治，預防嚴重後果發生，則需要明白導致中風的原因。那麼導致中風的原因有哪些，在日常生活中對其又要如何進行防治呢？相信這都是大家所關心的問題，尤其是中老年人更是想弄清楚其中的前因後果，以最終達到益壽延年、提高生命品質的目的。

歷來醫家對於中風病因的闡述各有不同，但是綜合起來，無外乎肝腎陰虛、外邪入侵、情緒長久不暢等。雖然原因有多種，但是中風的發病原因主要在於陰陽失調、五志化火、肝風內動、瘀血阻滯、升降逆亂。也就是說，中風的主要發病原因在於肝陰虛、肝火上炎。下面就來具體瞭解一下。

我們都知道中風比較傾向於中老年人，尤其是老年人患上中風的機率更高。這是因為人老了後，臟腑器官的生理功能減退，氣血虧虛、肝腎精血不足。在這種情況下肝中的火氣就呈現出旺盛的勢態。根據五行中火的特性，當肝中的津液血不足時，過於旺盛的肝火也會呈現熊熊向上燃燒的勢態。

肝火也就是肝中的陽氣。中醫認為氣血是相伴而生的，氣是血的載體，當肝中陽氣向上躥的時候，自然所攜帶的血也就跟著上行。上衝到腦，導致正常的氣血運行受到干擾，導致氣滯血瘀，大腦的正常生理功能受到干擾，患者就會出現中風的症候，如語言障礙、運動障礙等。

若是氣滯血瘀的症狀長久得不到改善，中風就會進一步惡化。淤血不除，肝火不斷上炎，會導致血管流動不暢，血壓升高，血管壁遭到破壞。血管壁上的附著物脫落，落到血液中，連同原來的淤血一起形成血栓。腦血栓進一步阻塞氣血運行，不但會加重中風的症狀，嚴重的情況下還會導致腦梗塞。這也就是中風患者暴卒的主要原因。可見，由肝腎陰虛、肝火上炎所導致的中風具有起病急、變化快、症情危重、病死率、致殘率高的特點。

不管是出於正常生活的需求，還是出於延年益壽的目的，都要積極防治中風。對於中風的防治，飲食療法是一種安全可靠的方法。用食療法防治中風不妨試試夏枯草瘦肉湯，有著不錯的療效。

夏枯草瘦肉湯

夏枯草三十克，豬瘦肉一百二十克，生薑一小塊，鹽、味精各適量。瘦肉洗淨，切塊；夏枯草揀去雜質，洗淨。將準備好的原料一併放入沙鍋中，加入適量清水，武火煮沸後，文火煮一小時，再用調味料調味即可。

食療方中的夏枯草在古代曾用作烹調菜肴。對此，明代著作《食物本草》中記載：「夏枯草，味辛苦，寒，無毒……嫩苗瀹過，浸去苦味，油鹽拌之，以作菹茹（也就是食用的菜肴的意思），極佳美。」從這段話中我們不難看出，古人認為夏枯草是絕佳的美味之物。實際上夏枯草不僅是一味好食材，還是養生保健的法寶。中醫認為其性苦寒，可起到降肝火的功效。平肝養肝，可預防肝火旺導致的中風；豬肉性寒，入腎，可滋陰補腎，以生腎水。腎水源源不斷得到滋生，有助於降肝火。

肝火大的話，可堅持上述食療方。除用食療對肝腎進行調理外，也可以動起來，有助於預防中風。比如，每天早、中、晚各做三次空抓手，或者每天早晚做聳肩運動、下蹲運動等都有助於預防中風的發生。簡簡單單的小動作就可以預防大病，建議中老年人長期堅持，必定會有所收益。

肝硬化，赤豆鯽魚羹可以助調養

中醫認為，氣滯血瘀會導致肝失所養，由此導致肝硬化的發生。因為肝硬化的主要原因在於氣滯血瘀，為此在防治上也應以舒暢氣血為主。舒暢周身氣血可用赤豆鯽魚羹進行食療，有較好的輔助治療作用。

前一段時間治療過一位肝硬化患者。患者情緒很低落，因此我對其進行了一番開導。我告訴患者，只要保持心情舒暢、調理得當，肝硬化也是可以好轉的。也許每個患者都需要一劑強心劑，只有看見了希望，才有信心與疾病戰鬥到底。這位患者自然也不例外。安撫完患者後，我和患者聊起了飲食調理法。我建議患者可食用赤豆鯽魚羹。下面我們來看一下烹調方法。

赤豆鯽魚羹

鯽魚一條，赤小豆一百五十克，桑白皮一百克，生薑一小塊，陳皮二克，鹽適量。將鯽魚按常規方法處理乾淨，待用；陳皮、赤小豆、桑白皮分別洗淨；薑洗淨，切片。將準備好的原料一併放入沙鍋中，加入適量的清水，大火燒開，然後轉小火熬兩個半小時左右，加入適量的精鹽調味即可。

食療方中的鯽魚，在日常生活中人們經常用來煮湯，諸如鯽魚豆腐湯、鯽魚蘿蔔湯等。用鯽魚煮出來的湯味道鮮美，營養價值也很高。對於鯽魚的功效，中醫認為其可除濕利水、補虛羸、補中生氣，對於改善體質虛弱有很好的幫助；赤小豆主入心，去心火，有助於保持心神安寧；桑白皮有一種淡淡的甘甜味道，可補虛益氣，增強患者的免疫力。

我們再來總結一下上述這道藥膳的功效，即除濕補脾胃、補虛強身。有的患者不解，這和防治肝硬化有何關係?若是解答這個問題，就需要瞭解人們為什麼會患上肝硬化。

對於肝硬化，西醫認為病毒感染、寄生蟲感染、酒精慢性中毒、慢性病毒性肝炎等往往是主要發病的原因。中醫對其發病原因的認識，與西醫對肝硬化的成因具有很多相同之處，諸如慢性肝病、外邪入侵。除相同的認識外，中醫還認為飲食失節、勞逸無度往往也是導致肝硬化的罪魁禍首。但這些都只是表面上的原因，對這些不良的生活習慣予以糾正也只能治標。雖說上述因素均可導致肝硬化，但中醫認為氣滯血瘀才是主要原因。

中醫認為肝硬化屬「積聚」、「臌脹」病範疇，由外感濕熱、疫毒或飲酒過度、情志不遂等因素導致肝主疏泄功能失調，氣滯血瘀，肝絡不通，肝失所養，由此導致肝硬化的發生。

肝硬化是一種常見的慢性肝病，剛開始僅僅是肝臟損傷，肝臟的正常生理功能遭到破壞，但若不能及時進行調理，使之得到改善，發展下去就會導致肝臟變形、變硬。這種狀況下也就是我們常說的肝硬化。

因為肝硬化的根本病因在於氣滯血瘀，因此，對於肝硬化的改善也需要從調理氣血著手，使氣血通暢。對此，《黃帝內經．素問．至真要大論》指出：「謹守病機，各司其屬，有者求之，無者求之，盛者責之，虛者責之，必先五勝，疏其血氣，令其條達，而致和平。」這句話所表達的意思就是治病要求本，求本的關鍵就是舒暢氣血，令其通暢條達，這樣才能從根本上祛病強身。

舒暢氣血、防治肝硬化，除了上述所說的食療法，也可以用按摩的方法幫助調理。而且我建議肝硬化患者最好堅持按摩，不但有助於疏肝理氣，還能舒暢心情，促進疾病好轉。下面我介紹兩種肝硬化的按摩方法。

兩肋按摩

將雙手搓熱，放到肋骨兩側，然後上下進行搓揉，邊搓揉邊想像著氣血流動舒暢，身體中的有毒物質已經排出體外，身體內部呈現一派陰陽調和之象。按摩的過程中應注意用力要穩，由輕漸重，推進速度要柔和，身心要進行全面放鬆。每次可做十次，宜長期堅持。

敲後背

患者俯臥，操作者以指頭的關節對患者的後背進行敲打，力度要適中，動作要有節奏性，每次可敲打十下。敲打完之後，再將雙手搓熱，上下搓按三次。對舒暢全身氣血有很好的療效。

不管採用何種方法對肝硬化進行調理，都要長期堅持，只有堅定信念，長期堅持，才會取得良好的療效。

紅薯益肝可防治脂肪肝

脂肪肝是一種常見病，其病理原因在於肝失疏泄。肝不能正常疏泄，氣血津液就不能正常循行，時間長了就會使毒素堆積於肝中，損傷肝，導致脂肪肝的發生。防治脂肪肝可適當食用紅薯，有一定的輔助治療作用。

公司進行體檢，于浩別的毛病沒有，就是檢查出患上了脂肪肝。起初，他還有些鬱悶，畢竟肝臟異常也不是什麼好事情，雖然不至於像癌症、白血病一樣具有嚴重的後果，但說不定什麼時候就會發展成肝硬化或者是肝癌。鬱悶歸鬱悶，生活還得照舊。有一次和同事吃飯，舊事重提，同事告訴于浩，單位中的很多同事都有脂肪肝，自己也不例外。那一刻，于浩才放心一些。

不過回家後，于浩還是總結了一下患上脂肪肝的原因。他認為自己患病的原因要歸罪於吃得太好了。自從到了新公司之後，將近一年半都是肉不離口，固然奢侈，但是卻滿足了味蕾的需求。那麼于浩分析得有無道理呢？脂肪肝究竟是怎麼回事呢？原因何在呢？

和貧血一樣，中醫裡並無脂肪肝的說法，可歸屬於「脅痛」、「積聚」等範疇。雖然中、西醫對其稱謂不一，但對於脂肪肝的成因，均認為和肝臟有關。我們先來看一下中醫對於脂肪肝的解釋。

中醫認為肝具有一個非常重要的功能，即主疏泄。疏，是疏通，暢達；泄，是排泄、宣洩。中醫裡面所說的肝主疏泄，其意即為肝可對人體氣機進行「升降出入」的調暢。肝主疏泄的功能正常，周身之氣得到正常宣發佈散，一身之氣出入暢通無阻，則人就會周身舒暢、沒有消化障礙，不會出現腹脹、腹痛等症，情緒也比較平和，不會感覺到憋悶，也不會無緣無故歎氣、怒氣衝天。

血隨氣行，肝主疏泄功能正常，肝中所藏的血正常循行，也不會出現氣滯血瘀的問題。氣運送血的同時，也運送對身體有滋養功效的津液。津液足，臟腑器官諸如大小腸、肺等才不會燥，陰陽才能趨於平衡。

津液血不能正常轉化運行，就會轉變為濕、瘀、痰在體內堆積。濕、瘀、痰在體內堆積，就導致了脂肪肝，患者會出現消化不良、兩肋疼痛等症。

肝氣不能正常疏泄，則影響膽汁化生，膽汁化生失常削弱其助肝及其大腸的消化功能，因此患者會出現食慾缺乏、腹脹、噯氣等症；脾胃與肝同處於中焦部位，因此不得舒暢的肝氣最易侵犯脾胃。脾胃受到侵犯，則會導致脾胃正常的生理功能失調，這也是患者出現消化障礙的主要原因。臨床上，經常腹脹、便秘的患者不妨查一下肝，以確診是否是由肝臟疾患所導致；肝失疏泄，血、津液等不能隨著氣進行正常布散，出現瘀滯，導致氣血運行不通。中醫裡面有「通則不痛，痛則不通」的理論，氣血瘀滯，患者就出現了兩肋疼痛的症狀。

西醫對脂肪肝成因的看法與之大同小異。西醫認為酒精、營養過度及其各種疾病均是導致脂肪肝的主要原因。

對於脂肪肝的成因，西醫裡面還有這樣一種說法，即並不是營養過高才可以導致脂肪肝，若是營養不良也可以導致脂肪肝。營養過度，平時經常吃大魚大肉患上脂肪肝是比較容易理解的，為何營養不良也會被脂肪肝纏上呢？

若是營養物質攝入不充分，患者營養不良的話，身體中的蛋白質會呈現虧虛狀態。蛋白質不足，會導致肝臟對三酸肝油酯的合成、代謝功能障礙，導致脂肪在肝臟堆積，引發脂肪肝。可見，不管是過於食用大魚大肉還是營養不良都是不可取的，都會影響到肝臟的正常生理功能。最正確的做法就是保持營養均衡。

從某種意義上來講，不良的生活方式使肝的疏泄功能失常從而導致了脂肪肝。為此我們需要改變不良生活方式，積極養肝護肝，只有這樣才能徹底遠離脂肪肝。總之，脂肪肝並不是不可逆轉的疾病，只要做到早發現、早治療，是完全可以促進疾病好轉的。對於脂肪肝的防治，飲食上可以用紅薯粥進行調理。

紅薯粥

紅薯一塊，粳米適量。紅薯去皮，洗淨，切塊；粳米洗淨。將準備好的原料一併放入沙鍋中，加入適量清水，熬到粥熟爛後即可食用。

食療方中的紅薯味甘，根據中醫五行理論，甘味是入脾胃的，可補脾胃之氣，增強脾胃的生理功能。脾胃運輸的生理功能，不僅運輸食物中的水穀精微滋養臟腑，這其中自然也包括肝。肝得到了水穀精微滋養，則有助於增強其藏血、主疏泄的生理功能。

脾胃除運輸了水穀精微，也運輸各種毒素，將毒素排出體外，維持脾胃正常生理功能的發揮，增強身體的抵抗能力。一旦脾胃運輸功能失調，水濕、脂類毒素內停，不但損傷脾胃，也會影響肝主疏泄的功能，不利於脂肪肝的好轉。

再從西醫的角度來瞭解一下為何食用紅薯有助於促進脂肪肝的好轉。西醫認為紅薯含有很多的纖維素，能吸收胃腸中過多的水分，潤滑消化道，促進消化，進而將身體中的各種毒素排出體外，這其中就包括過多的脂肪。可見食用紅薯確實有助於防治脂肪肝。

將紅薯和粳米一併搭配，每天再忙也要為家人和自己煮一碗紅薯粥，以排毒、通便、降脂，總之只要我們用心呵護家人和自己的健康，就一定可以身體健康、益壽延年。

脂肪肝患者除了注意飲食外，還應適量進行運動，最好每天跑步半個小時，如果實在沒有時間也可以每天堅持做做仰臥起坐，這對於身體健康大有好處。

肝炎用茵陳湯，防、治效果都很棒

肝炎是一種常見的慢性病，具有一定的傳染性，嚴重的話可發展為肝癌。正因為肝炎可嚴重危及肝的健康，因此需要積極進行防治。防治肝炎可用茵陳湯，清熱解毒、滋陰補血，還有助於疏肝理氣，有助於促進肝炎好轉。

肝炎是一種常見病，此病不僅損害了患者的身心健康，還為患者擇偶、工作都帶來了很大的不便，甚至還影響到患者的日常交往。雖然此病還未達到談之色變的地步，但是人們對其也是頗為恐懼的。這是因為肝炎具有一定的傳染性，有些對肝炎不瞭解的人甚至還將其看做與愛滋病一樣具有嚴重危害。那麼肝炎究竟為何病？會導致哪些比較嚴重的後果呢？下面我就來說一下。

肝炎是西醫裡面的說法，中醫裡面則稱為黃疸。所謂的黃疸簡單理解也就是全身肌膚晦暗發黃，這明顯並不是健康的肌膚色。中醫認為之所以會出現這種症狀是因為肝的生理功能受到損傷，累及膽，導致幫助脾胃進行食物消化的膽汁滲透到了血液中。雖然是膽汁不循行於常道，但是其病理的根本原因並不在於膽，而在於肝。因此，對於肝炎患者來講，只有重點對肝進行呵護才能解決上述問題。我就曾用上述方法治療過一位黃疸患者。

該患者對於自己的病情問得很少。這種患者固然有，但還是少之又少的。作為患者自身來講，都比較關心自己的身體，關心病情的發展變化，因此自然也難免要問個不停。可是這位患者卻幾乎不怎麼說話，我問什麼他就說什麼，顯得很被動。我知道患者心理壓力比較大，對於患者的心情我也是比較理解的。不過這對病情的好轉並無益處，不樂觀只會讓病情加重。因此我建議肝炎患者不要將這種病看成是什麼頑疾，也不要有這樣思想，以為得了肝炎這種病就需要與世隔絕。其實，只要我們保持積極樂觀的心態，並積極進行調理，恢復健康的可能性還是滿大的。

那麼，要如何對其進行調理呢？在介紹調理方法之前，我還是先來說一下為什麼會患上肝炎。中醫認為飲食不節、失節，勞倦過度或者是久病這些都容易導致脾胃受到損傷。脾胃一旦受到損傷，會導致脾胃不能及時有效運化水濕。運化水濕的能力下降，濕熱之邪氣在身體當中持久不去，會進一步損傷脾胃。脾胃受到損傷，外界的邪氣入侵，則波及了肝主疏泄、藏血的功能，由此導致肝炎的發生。可見，防治肝炎的關鍵在於強脾胃。只要脾胃的生理功能增強了，上述問題也就迎刃而解了。我建議肝炎患者用茵陳湯進行調理。

茵陳湯

蒲公英、茵陳各五十克，大棗十枚，冰糖適量。將蒲公英、茵陳洗淨切碎；大棗洗淨去核。將準備好的原料一併放入沙鍋中，加適量清水，水煎去渣取汁一碗，留棗，加入適量冰糖即可飲用。

這道藥膳中的蒲公英是青色，中醫認為青色入肝，可增強肝主疏泄的功能。除了促進肝主疏泄外，蒲公英還具有清熱解毒的功效；紅棗顏色紅，味甘，五行中紅色入血，有助於補血養肝。甘味入脾胃，可對脾胃進行補益，增強脾胃的生理功能。茵陳有清熱利膽退黃之力。可見，這道藥膳不僅考慮到了肝，也考慮到了脾胃，將肝與脾胃同時調理，必定有助於促進肝炎好轉。

上述藥膳中的茵陳、蒲公英除具有藥用價值外，同時也是一種特殊的野菜，維生素C、維生素B、氨基酸含量都相當豐富，因此具有良好的保健功效。在春天，適當食用能起到很好的防病、保健作用。既可將其涼拌，也可以用其煮粥或者煮湯，均有良好療效。

肝癌，山藥扁豆粥可常吃延命

肝癌雖說可以致命，但是只要呵護得當，也可以延長壽命，提高生命品質。即使身患頑疾，也能活出自己的精彩。肝癌患者調養身體可常食用山藥扁豆粥，對養肝護肝有益。

民間有這樣一句俗語，很有意思：「有啥別有病，沒啥別沒錢。」沒錢了吃喝都將受到限制，有病了吃喝不香、精神不振，嚴重的還會危及生命。可見，咱們老百姓自己總結出來的東西，朗朗上口不說，其寓意也頗為深刻。在日常生活中，不管是大病還是小病，都會降低患者的生命品質及其幸福指數，也難怪人們都害怕疾病找上自己。

可是偏偏怕什麼就來什麼，越是怕生病偏偏又會大病小病不斷。有時候還會出現這樣那樣的狀況，平時也沒什麼嚴重的不適感，可是突然間就病倒了，去醫院檢查，醫生告知「肝癌晚期」。

醫生的話無異於當頭一棒，不要說患者本人，就是家屬也承受不了。好好的一個人，怎麼說得癌就得癌了，而且還是晚期。患者更是雲裡霧裡，平素沒什麼特別徵兆，怎麼一下子就病了。病了也不要緊，可居然還是很難救治的肝癌，這不是一下子就要了人的命嗎？患者心情一落千丈，家屬也悲痛萬分。得了這種病，家裡家外都籠罩在悲傷的氛圍中。

實際上不管是何種癌症，若是能做到及早發現、及早治療，都有可能使患者的生命得以延長。若是恢復得比較好，甚至有治癒的可能。不過若是發現得比較晚，就會大大降低救治的機率。為此對於癌症，早日窺探其蛛絲馬跡，是非常有必要的。下面我們就來瞭解一下肝癌的症狀。

中醫認為肝主筋。筋就是人身上的韌帶、肌腱部分，筋的舒張收縮決定了全身肌肉關節的運動。人是否能正常運動取決於筋，但是有一個基本的前提條件，那就是筋能得到肝血的充分滋養。若是肝血充盈，則筋骨有力，為此患者就會渾身有勁兒；若是肝血虧虛，筋失所養，患者難免就會出現周身乏力的症狀。不僅僅是肝癌患者會出現周身乏力、行動不靈活的症狀，其他的肝臟疾病也會出現上述症狀。

因此，若是患者無緣無故出現了周身乏力、行動不靈活的症狀，經過充分休息，上述症狀也沒有得到好轉的話，則需要加以注意，一定要到醫院及時進行相關檢查。即使不是肝癌，也很可能是其他肝臟疾患所導致的。

肝開竅於目，眼睛是否明亮，視力是否正常，均依賴於五臟精氣的滋養。在五臟當中，肝具有藏血的功效，可以說身體中的氣血是否充盈，均和肝臟息息相關。一旦肝血虧虛，則臟腑精氣不能正常上行於眼，發揮滋養作用，因此患者就會出現眼睛乾澀、視物不清之症。

情緒上經常抑鬱也是主要症狀之一。若是不能很好地控制自己的情緒，喜怒失常，易導致肝中氣機不暢，血行受阻，日積月累而使臟腑功能失調，抵抗力減弱。肝氣鬱結會導致精神上的抑鬱，若營養缺乏、飲食不節、外邪入侵就易導致肝癌。肝癌會進一步損傷肝臟正常的生理功能，加重肝鬱不舒的症狀。

上述幾種典型症狀均和肝臟的生理功能失調有關。若是出現上述症狀，還不能判斷就是肝癌的前兆。不過若是除了上述症狀外，還兼有下述症狀，那麼很可能就是肝癌，諸如消瘦、原因不明發熱、腹瀉、腹痛、右肩酸痛、黑便、嘔血、黃疸等。

若是有上述幾種症狀出現，一定不可大意。這是關乎生命的大事，一時疏忽往往會導致無法挽回的後果，因此不管是患者本人還是患者的家屬都應給予足夠的重視。一旦查出患上肝癌需要調整好自己的心態，以防加重肝鬱不舒的症候，同時還應積極配合醫生進行治療。

除了配合醫生外，患者本人或者是家屬也應盡一份綿薄之力，以便促進病情好轉。肝癌患者可透過食療法對其進行輔助治療。飲食上可以試試山藥扁豆粥。

山藥扁豆粥

山藥片三十克，白扁豆、粳米各十五克，白糖適量。將粳米淘洗乾淨；白扁豆去雜洗淨；二者同時放入沙鍋，加入適量清水，武火燒沸，文火熬煮至米熟時，加入山藥片，繼續熬煮到山藥片熟爛後，加入適量的白糖調味即可。

食療方中的山藥主要作用為補腎。腎為先天之本，腎中的精氣直接決定了一個人的生命品質及其壽命長短。補腎生精有助於促進氣血的化生，增強患者的免疫力。而免疫力得到提高，往往是對抗癌症的關鍵；白扁豆藥性溫和，入脾經，可補脾氣、除脾濕，對於脾胃虛弱、飲食不振的狀況有良好的改善作用。中醫認為脾胃是氣血化生之源，不管是何種疾病，在防治上都需要有針對性地調理脾胃。只有脾胃功能強健，氣血化生充足，才會增強其他臟腑的生理功能，進而排除病邪。白扁豆除了可改善脾胃虛弱的狀況外，還可清肝火，使肝中陰陽氣血趨於平衡。粳米味甘淡，其性平和，是滋補之物，是日常飲食中不可缺少的食物。

肝癌是不會傳染的，但應該提醒大家注意，肝癌的發生與B型肝炎及C型肝炎這些傳染性疾病是有密切關聯的。所以，加強各類肝炎的防治，無疑會對肝癌的發生達到有效的遏制作用。

附錄

養成護肝習慣，三十天後遇見健康快樂的自己

一天養肝飲水方案

作用：飲水可促進新陳代謝，減少代謝產物和毒素對肝的損害，達到養肝護肝的功效。雖說飲水能養肝，但是也要講究方法，否則不但對肝無益，反而會加重肝腎負擔，不利於健康。下面我介紹一套一天養肝飲水方案，希望這套方案能為我們的肝保駕護航。

具體方案

1. 起床後喝一杯溫開水，二百毫升左右即可，可補充體液，促進氣血循行滋養臟腑，並能幫助肝腎排毒，增強肝腎的生理功能。若是肝火旺便秘患者，可以在溫開水中放點蜂蜜，滋補肝陰，對降肝火有益。

2. 到了辦公室之後，稍作休息，放鬆身心，九點之前最好再來一杯溫開水，裡面可適當放點紅糖。紅糖是補血補氣的，適當喝上一杯紅糖水，給肝、脾胃一點營養物質，這樣我們工作一整天都會精氣神十足。

3. 九點至十一點半，這段時間人們往往會投入到忙碌而緊張的工作當中。因此，如果沒有飲食需求可以不用特意飲水。十一點半之後，經過兩個多小時緊張的忙碌，身心都會感到疲勞。為此不妨起身遠眺一下，順便來杯水。可以飲用茶水，細細品味，全面放鬆。

4. 十二點之後，大家基本上都在享受美好的午餐時光。用餐之後，略作身心調整，飲一杯一百五十毫升左右的白開水，以幫助消化。

5. 下午一點半左右，人們往往又投入到了緊張忙碌的工作中。基本上大家的注意力會集中兩個小時左右，因此兩個小時後，也就是三點半到四點之間，可稍作休息，順便飲水一杯，緩解周身的疲勞。

6. 晚上七點鐘左右，大家開始吃晚餐，因此建議大家七點之前回到家中再喝一杯溫開水，增加飽腹感，可防止晚上吃得過多，增加臟腑負擔。吃完飯之後，可適當喝點溫開水，促進氣血循行，緩解疲勞，促進消化。晚上九點之後，最好不要喝水，以防增加肝腎負擔。

三十天平衡飲食養肝方案

整體原則：根據中醫五行理論，青色和酸味食材入肝，因此不妨常食。再者就是要增加紅色食材的攝入量，以補血進而達到養肝護肝之功效。掌握了基本原則後，一個月當中我們可以根據自己的實際情況進行飲食調整，將紅綠食材搭配，適當食用酸味，這樣就可以有效地保護肝臟。

具體方案

1. 早上吃黃，肝得安康。所謂的黃，即黃色食材。五行中黃色是入脾胃的，可滋補脾胃，促進脾胃對氣血的化生和輸送。氣血充盈，則可對肝進行充分滋養，增強肝的生理功能。

2. **午餐多吃「木」類食物**。所謂的木類食物也就是青色食材。根據中醫五行理論，青色食材入肝，可疏肝氣，促進肝主疏泄的功能。除了吃綠外，也可以適當吃青魚、鯽魚等魚類，這些魚類有和中補虛、除濕利水、補虛羸的功效。適當食用，可增強體質，進而養肝護肝。

3. **晚餐吃紅，肝腎輕鬆**。所謂的紅也就是紅色食材，晚上可食用一些紅色食材，既可養心安神，還能補血養肝。

4. **平時多吃葡萄**。因為酸入肝，為此除一日三餐之外，可根據自己的實際情況選擇自己所喜歡食用的酸味水果，諸如奇異果、橘子、青蘋果。當然，還有一種水果也一定要在選擇之中，這就是葡萄。現代醫學證實，葡萄中所含的多酚類物質可以有效地調整肝臟細胞的功能，可消炎、除菌、消毒，預防肝病發生。

上面我所介紹的是一日之中要如何透過飲食來養肝護肝，那麼一個月內我們要如何制訂具體的飲食方案呢？這裡我不可能一一將每天的飲食方案進行詳細介紹，因此還是說一下大概的飲食策略。上面我所介紹的僅僅是一天當中的飲食方案，大家可以以此為依據來制訂其他飲食策略。諸如，你早餐不一定吃黃，也可以煮點大米粥，裡面放點紅棗或者中藥黃耆，都能有效地呵護肝。中午，可以來盤炒青菜，如果平時工作壓力大，耗損氣血嚴重，就來盤炒肝或者是燉魚，也可以來一碗烏雞湯，調理一下臟腑的陰陽氣血以養肝護肝。

晚餐要少吃，要精吃。所謂精吃也就是所食用的食材要能補氣血、養肝護肝，增強人的體質。

除了一日飲食外，水果也是不能少的，對於吃何種水果並沒有硬性規定，不過建議大家多吃酸味水果，這樣對肝頗有益處。

三十天運動平衡養肝方案

整體原則：運動養肝要把握一點原則，那就是不適宜做劇烈運動，運動後還應注意補充水分。

具體方案

1. 早上起床後，慢慢地伸展一下雙臂、雙腿，扭扭腰就可以了。
2. 上午十點鐘左右，可適當進行戶外活動，慢跑、打羽毛球、跳舞、游泳、打太極拳等均可。這些都是低強度的運動方式，很適合養肝護肝。如果因為客觀原因不能外出運動，不妨在房間內做一下強身健體操或者是瑜伽，也有良好的效果。

3. 晚上九點鐘左右，建議大家適當舒展一下身體，可以促進睡眠。不過要注意，運動不要劇烈，強度不要過大，時間不要過長。

上面我也只是給大家提供了一個養肝護肝的一日運動方案，至於每天選擇什麼樣的運動方式，可根據自己的實際情況進行選擇。只要每天堅持，一個月後體質定能增強，肝自然比以前更好。最後，祝每個人都能身體安康，無疾病之擾，永享健康之福。

國家圖書館出版品預行編目資料

養生一定要養肝／薛永東著. -- 一版. -- 臺北市：八正文化, 2015.02
面；　　公分

ISBN 978-986-89776-7-9（平裝）

1. 中醫　2. 養生　3. 中醫理論

413.21　　104001271

養生一定要養肝

定價：380

作　　者	薛永東
封面設計	八正文化編輯部
版　　次	2015 年 2 月一版一刷
發 行 人	陳昭川
出 版 社	八正文化有限公司 108 台北市萬大路 27 號 2 樓 TEL/ (02) 2336-1496 FAX/ (02) 2336-1493
登 記 證	北市商一字第 09500756 號
總 經 銷	創智文化有限公司 23674 新北市土城區忠承路 89 號 6 樓 TEL/ (02) 2268-3489 FAX/ (02) 2269-6560

歡迎進入～

八正文化　網站：**http://www.oct-a.com.tw**

八正文化站落格：**http://octa1113.pixnet.net/blog**

本書如有缺頁、破損、倒裝，敬請寄回更換。